ALÉM DAS SOMBRAS

a vida de um jovem que enfrentou a escuridão

Editora Appris Ltda.
1.ª Edição - Copyright© 2024 do autor
Direitos de Edição Reservados à Editora Appris Ltda.

Nenhuma parte desta obra poderá ser utilizada indevidamente, sem estar de acordo com a Lei nº 9.610/98. Se incorreções forem encontradas, serão de exclusiva responsabilidade de seus organizadores. Foi realizado o Depósito Legal na Fundação Biblioteca Nacional, de acordo com as Leis nos 10.994, de 14/12/2004, e 12.192, de 14/01/2010.

Catalogação na Fonte
Elaborado por: Josefina A. S. Guedes
Bibliotecária CRB 9/870

S618a
2024
	Siqueira, Matheus da Silva
	   Além das sombras: a vida de um jovem que enfrentou a escuridão / Matheus da Silva Siqueira. – 1. ed. – Curitiba: Appris, 2024.
	   94 p. ; 21 cm.
	
	   ISBN 978-65-250-5714-9
	
	   1. Memória autobiográfica. 2. Depressão mental. 3. Ansiedade. 4. Suicídio. I. Título.
	
	                                                    CDD – 808.06692

Appris
editora

Editora e Livraria Appris Ltda.
Av. Manoel Ribas, 2265 – Mercês
Curitiba/PR – CEP: 80810-002
Tel. (41) 3156 - 4731
www.editoraappris.com.br

Printed in Brazil
Impresso no Brasil

Matheus da Silva Siqueira

ALÉM DAS SOMBRAS
a vida de um jovem que enfrentou a escuridão

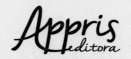

FICHA TÉCNICA

EDITORIAL	Augusto Coelho
	Sara C. de Andrade Coelho
COMITÊ EDITORIAL	Marli Caetano
	Andréa Barbosa Gouveia (UFPR)
	Jacques de Lima Ferreira (UP)
	Marilda Aparecida Behrens (PUCPR)
	Ana El Achkar (UNIVERSO/RJ)
	Conrado Moreira Mendes (PUC-MG)
	Eliete Correia dos Santos (UEPB)
	Fabiano Santos (UERJ/IESP)
	Francinete Fernandes de Sousa (UEPB)
	Francisco Carlos Duarte (PUCPR)
	Francisco de Assis (Fiam-Faam, SP, Brasil)
	Juliana Reichert Assunção Tonelli (UEL)
	Maria Aparecida Barbosa (USP)
	Maria Helena Zamora (PUC-Rio)
	Maria Margarida de Andrade (Umack)
	Roque Ismael da Costa Güllich (UFFS)
	Toni Reis (UFPR)
	Valdomiro de Oliveira (UFPR)
	Valério Brusamolin (IFPR)
SUPERVISOR DA PRODUÇÃO	Renata Cristina Lopes Miccelli
PRODUÇÃO EDITORIAL	William Rodrigues
REVISÃO	Simone Ceré
DIAGRAMAÇÃO	Renata Cristina Lopes Miccelli
CAPA	Bianca Silva Semeguini
REVISÃO DE PROVA	William Rodrigues

Nos momentos mais sombrios de nossa jornada, encontramos a força para superar quando compartilhamos nossas histórias e abraçamos a esperança. "Além das Sombras" é um relato pessoal de luta, recuperação e a descoberta de que, mesmo nas horas mais difíceis, nunca estamos verdadeiramente sozinhos.

(Matheus Siqueira)

PREFÁCIO

No início do ensino médio, quando eu conheci o Matheus, não sabia que tão de repente seríamos separados pela depressão. Em meados dos nossos dezesseis anos, ele foi obrigado a parar de estudar, pois a simples condição de existir já lhe era exaustiva o bastante.

Levou um ano até ele poder voltar à escola. Sua família e tantos profissionais de saúde viveram de perto esse período de uma história na qual nem mesmo 148 comprimidos foram capazes de dar um ponto final. O significado do seu nome não é um acaso: Matheus é um presente, um milagre de Deus.

Para ele, o suicídio não foi além de uma tentativa. Todavia, segundo a Sociedade Brasileira de Pediatria, tem sido a causa da morte de pelo menos 10 mil crianças e adolescentes, por ano, no Brasil. Nós nos perguntamos quantas dessas mortes poderiam ter sido evitadas, se os familiares e amigos tivessem conhecimento para perceber os sintomas, se as vítimas soubessem que não eram um erro e não estavam sozinhas. Faz sentido contar a sua história quando milhares de outras podem ser salvas com ela.

Neste livro, Matheus abre as portas da sua memória para quem puder entrar. Aflições, compulsões e metamorfoses de um adolescente com a saúde mental em farrapos marcam este universo, mas, além das sombras, a nova vida de Matheus pode iluminar o caminho daqueles que enfrentam a depressão, de dentro ou de perto, com a esperança.

Mario Henrique

Pesquisador e amigo

SUMÁRIO

1
AFOGANDO-ME NO ABISMO 13

2
O ABISMO 15

3
O VÍCIO DA ESCURIDÃO 19

4
OS DEMÔNIOS INTERNOS 21

5
A CULPA SILENCIOSA 24

6
A INTERNAÇÃO 26

7
A HISTÓRIA DE LUTA E SUPERAÇÃO 29

8
A JORNADA DE UMA GUERREIRA E UM GUERREIRO 31

9
DE VOLTA AO ABISMO 35

10
A JORNADA DE AUTOACEITAÇÃO 41

11
O CAMINHO PARA A CURA 44

12
OBRIGADO, CREN VILA MARIANA 46

13
A JORNADA DE CURA E GRATIDÃO
NA ETEC LAURO GOMES...................48

14
A FORÇA DOS LAÇOS FAMILIARES...................50

15
AMIGOS QUE SE TORNAM ANJOS 52

16
A IMPORTÂNCIA DO TRATAMENTO MÉDICO...................54

17
AMIGOS MAIS CHEGADOS A IRMÃOS...................57

18
NÓS POR NÓS 59

19
EU POR VOCÊ, VOCÊ POR MIM...................61

20
A JORNADA DO CARRETA FURACÃO 63

21
GRATIDÃO À MINHA TURMA 66

22
O INCRÍVEL VOVÔ GENIVALDO 68

23
A INCRÍVEL VOVÓ EDILEUZA 71

24
VÓ ROSA E A LUZ NA ESCURIDÃO 73

25
A LUZ DE GUSTAVO 76

26
GRATIDÃO AO ADVENTISTA DE CIDADE
ADEMAR E ÀS ALMAS COMPASSIVAS 78

27
GRATIDÃO AO CJ 80

28
ME REERGUENDO 82

29
A BUSCA POR PROPÓSITO 85

30
JORNADA INESQUECÍVEL 87

31
COMPREENDENDO A DEPRESSÃO E A ANSIEDADE 89

32
DESVENDANDO A ESCURIDÃO: DEPRESSÃO, ANSIEDADE
E SUICÍDIO – DADOS E ESTATÍSTICAS 91

1
AFOGANDO-ME NO ABISMO

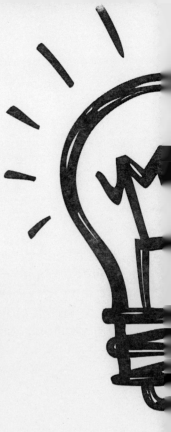

Sou Matheus, e é com pesar que inicio esta narrativa, descrevendo a batalha diária que travei contra as sombras que me consumiam. Ansiedade e depressão eram as implacáveis companheiras que vagavam por cada canto obscuro da minha mente, uma dupla infernal que me fez questionar a própria essência da minha existência.

Cada dia era um mergulho mais profundo no abismo do vazio. Eu me sentia perdido, incapaz de encontrar um propósito que me impulsionasse a seguir em frente. As alegrias que um dia aqueceram meu coração agora pareciam se dissolver em uma nuvem escura de fumaças.

As vozes ameaçadoras que ecoavam em minha mente formavam uma sinfonia de autodepreciação e medo. Elas sussurravam, gritavam e consumiam cada pensamento positivo que tentava emergir. Uma constante batalha interior que me desgastou, minando a confiança que eu tinha em mim mesmo.

Tentava me agarrar a lembranças felizes, a momentos em que a felicidade parecia palpável, mas eles sumiam como areia escapando por entre meus dedos. À medida que a escuridão se intensificava, me sentia cercado por um muro impenetrável e alto, isolado de qualquer possibilidade de resgate.

No entanto, não estive sozinho nessa jornada infernal. Descobri, ao longo do caminho, que a conexão com outras almas empáticas pode ser uma tábua de salvação. Quando finalmente compartilhei minha angústia com amigos íntimos, profissionais em saúde mental e meus familiares, encontrei compreensão e apoio incondicional. Não precisavam ter todas as respostas, mas sua presença era suficiente para me mostrar que não estava completamente perdido no nevoeiro da minha própria mente.

Enquanto tentava enfrentar essas forças esmagadoras, encontrei refúgio na escrita. Transcrever meus pensamentos em palavras é como liberar uma parte do fardo que carrego. Cada frase é um fragmento da minha alma, uma tentativa desesperada de entender a mim mesmo e às sombras que me atormentam.

Enfrentar a ansiedade e a depressão é como estar preso em um labirinto sem saída. Às vezes, encontro uma fresta de luz, um breve lampejo de esperança que me lembra que há um mundo além desse abismo. Focar na respiração é uma tentativa de silenciar as vozes ameaçadoras, nem que seja por um momento fugaz.

Essa era a minha realidade diária, uma luta silenciosa e invisível que desgastava meu ser. Mas ao compartilhar essa jornada com você, espero lhe dar um pouco de esperança.

Talvez, ao encontrar coragem para continuar a escrever estas páginas, eu descubra que sou mais forte do que imaginei, e espero que eu possa te encorajar a seguir em frente e nunca desistir.

2
O ABISMO

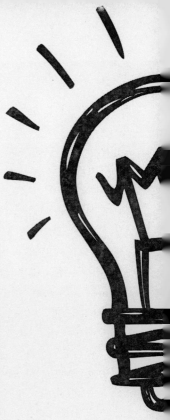

Era um domingo, dia 1.º de agosto de 2021, uma tarde quente que tinha tudo para ser um dia bom.

Nesse dia, houve um churrasco em minha casa, foram dois tios, meus pais e um casal amigo da igreja deles. Nós nos divertimos, comemos, brincamos e a tarde foi passando.

Logo eu fui para meu quarto e fiquei lá no celular. A questão da minha sexualidade já estava me machucando.

Quando percebi sobre o que os adultos estavam conversando, comecei a prestar atenção, pois era exatamente sobre a comunidade LGBTQIA+, eles falavam sobre uma mulher que era da igreja deles e estava namorando outra mulher.

Então, ouvi a seguinte frase sair da boca de meu pai: "Não aceito isso, essa raça tem que ir pro inferno". Ele não sabia que eu estava ouvindo.

Aquilo para mim foi a gota d'água, pensei comigo: "Eles nunca vão me aceitar, vou apanhar, ser expulso de casa, humilhado, não tem pra que viver".

Então, naquele dia, decidi que iria tentar o suicídio, uma saída desesperada, mas que parecia ser a melhor.

Todos foram à igreja, fiquei em casa e planejei tudo.

Na época eu era muito dependente das pessoas, então logo escrevi uma carta para a minha turma de 2021 e minha melhor amiga, escrevi também para minha família, explicando o porquê de eu ter tomado essa decisão.

Logo, colocaram a carta no grupo da turma, virou um caos, alguns desesperados, outros preocupados, alguns achando que era brincadeira.

Nisso, por um acaso, um amigo da minha turma, que também era aluno da perua escolar de minha tia, mandou o número no grupo e avisaram ela.

Ela passou para o meu pai as mensagens. A princípio, ele achou que era frescura, que eu estava querendo atenção; porém, me ligou, e eu não atendi. Estranhando, ele mandou meu primo, que na época morava com minha avó em frente à minha casa, ir me ver.

Eu já estava "quase" inconsciente. Eu não conseguia me mexer, não conseguia abrir os olhos por completo, não conseguia falar, lembro de ouvir bem longe minha avó chorando e gritando desesperada: "Socorro, meu neto não, meu Deus, me ajuda!".

Em seguida meus pais chegaram. Minha mãe não teve forças para subir até o quarto, meu pai subiu e falava: "Matheus, acorda, filho, acorda".

Logo eles me desceram e me colocaram no sofá, lembro de tudo. Mas eles não sabem.

Lembro minha prima-irmã chorando ajoelhada no chão e falando: "Deus, me ajuda, meu menino não, ele não, eu não sei viver sem ele".

Vi minha mãe em choque, chorando e passando mal.

Vi minha tia desesperada, segurando sua filha no colo, abraçada com ela.

Lembro também todos chorando e gritando e meu pai, abalado, tentando tranquilizá-los: "Ele tá respirando, ele tá com pulso".

Logo me levaram para o hospital, cheguei e fui atendido, lembro-me de estar sonolento devido aos poucos remédios que havia ingerido, os médicos me vestindo com a roupa hospitalar, e eu falando: "Quero morrer, eu preciso morrer". Uma enfermeira respondeu: "Ninguém vai morrer, fica calmo".

Logo veio um médico conversar comigo, expliquei tudo, com detalhes, e ele foi conversar com meu pai.

Ouvi meu pai falar "Pode deixar que vou pegar ele". Pensei comigo mesmo: "Não morri por suicídio, mais morro por meu pai", mas também pensei "Que insensível, acabei de tentar me matar, ele fala isso? Será que realmente existe amor?"

Logo a pastora da igreja foi me ver, ela me deu uma força surreal, me apoiou, me ajudou, me ouviu, que mulher incrível.

Depois foi a vez da Lê, minha grande amiga da Igreja, também me ouvir. Ela me ajudou, me escutou, e me consolou.

Depois veio minha prima, ela chorava e falava: "Eu te amo, meu amor, tá tudo certo, eu li a carta, nós te amamos e isso nunca vai mudar, Theus".

Eu só chorava e pedia desculpas.

Minha mãe não me viu no dia, precisou ser atendida e medicada.

Depois de três dias, voltei para casa, fui recebido em clima de festa por minha família, me senti amado, acolhido e protegido, ganhei uma cesta de doces com bilhetinhos deles, me dando força.

Abracei cada um deles como se fosse a última vez, pois pensei que nunca mais os veria.

Vi também o Biel, meu primo por parte de pai mais velho, sempre tive um carinho especial por ele, e pedi para o meu pai falar pra ele ir me ver, meu pai disse que ele não ia, fiquei triste, mas quando cheguei em casa ele estava lá, aquilo fez toda diferença e me deixou muito feliz.

Não posso deixar de mencionar meu "reencontro" com a By, minha prima-irmã que esteve comigo desde o início de . Nós nos abraçamos e logo caímos no choro, eu a abracei forte, e aquilo me deu uma sensação de alívio, de aceitação por parte dela.

Vi minhas avós, o apoio delas foi essencial.

A minha avó paterna, a Rosa, pediu para fazermos uma foto com os netos, fizemos e fomos sair, eu, ela, By e Biel. Fomos a um fast-food comer um lanche, conversamos, nos distraímos e nos divertimos, aquilo deixou o final do meu dia mais alegre.

Eu tive mais uma chance, e tentei seguir em frente, as lutas continuaram, tive recaídas, me levantei novamente, e hoje estou aqui, vivo e escrevendo um livro, par te encorajar a seguir em frente sempre.

3
O VÍCIO DA *ESCURIDÃO*

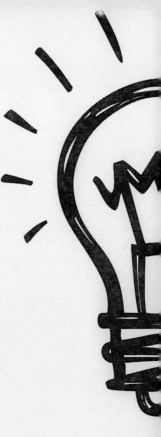

Eu era um jovem perdido em um mar agitado de emoções, tentando sobreviver a uma severa depressão que me aprisionava em um círculo vicioso. A dor interna que eu sentia era tão insuportável que eu buscava qualquer fuga possível, por mais autodestrutiva que fosse.

Na primeira vez em que me cortei, foi como se as lâminas afiadas rasgassem não apenas minha pele, mas também minha alma dilacerada. No calor do momento, a dor física parecia aliviar a dor emocional, e eu mergulhava cada vez mais fundo nesse ritual sombrio. Era como se as cicatrizes em meu corpo fossem um testemunho visível do tormento que eu enfrentava internamente.

À medida que os dias se arrastavam e a depressão me sufocava, fui me agarrando a qualquer muleta que pudesse me ajudar a escapar dessa realidade angustiante. Os remédios tornaram-se uma tentação sedutora. Uma dose extra aqui, uma pílula a mais ali, tudo para encontrar um breve momento de dormência em meio à turbulência emocional.

Mas logo descobri que o efeito dos remédios era apenas temporário, e a ressaca emocional que se seguia era ainda mais devastadora. Minha mente estava perdida em um nevoeiro obscuro e, por vezes, questionava se conseguiria voltar a enxergar o mundo com clareza novamente.

Nas noites mais escuras, quando a solidão me engolia por inteiro, eu me dopava de qualquer coisa que me permitisse esquecer, ainda que, por um momento, o peso esmagador da minha existência dissesse para não fazer isso. Era uma dança perigosa na corda bamba, sem rede de segurança.

Enquanto tudo desmoronava ao meu redor, eu continuava a afastar as pessoas que tentavam me ajudar. Evitava o olhar de preocupação nos olhos dos meus pais, ignorava os apelos dos amigos para buscar ajuda profissional. Eu me sentia culpado por ser um fardo emocional para todos à minha volta, e acreditava que a solidão era o único destino possível para alguém como eu.

Aos poucos, me tornei um prisioneiro da minha própria escuridão. Cada dia se transformava em uma batalha contra mim mesmo, e o desejo de encontrar uma saída dessa espiral descendente se misturava ao medo de perder o controle total sobre minha própria vida.

No entanto, mesmo em meio a esse abismo sombrio, uma pequena faísca de esperança ainda persistia dentro de mim. Em raros momentos de lucidez, eu sonhava com uma vida além do sofrimento, onde pudesse encontrar significado e paz.

4
OS DEMÔNIOS INTERNOS

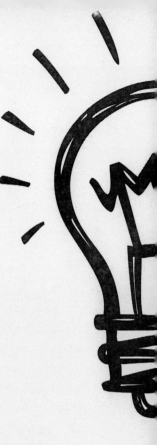

Em algum ponto da minha jornada pelas sombras da depressão e ansiedade, eu me vi confrontado com os demônios internos que pareciam ter encontrado um lar insidioso dentro da minha mente. Eles assumiram a forma de vozes sussurrantes e vultos sinistros, envolvendo-me em um redemoinho de confusão e medo.

As vozes começaram como um murmúrio suave, quase inaudível. Elas sussurravam dúvidas, autocríticas e medos incessantes, corroendo a confiança que eu havia cultivado ao longo dos anos. "Você é um fracasso", elas sussurravam, suas palavras insinuando-se em cada pensamento, minando minha autoestima. Parecia que não importava o que eu fizesse, as vozes sempre encontravam uma maneira de desvalorizar meus esforços.

Os vultos eram uma presença mais evasiva, vislumbres fugazes de sombras que se moviam na periferia da minha visão. Eles me faziam questionar a realidade ao meu redor, lançando dúvidas sobre o que era verdade e o que era mera ilusão. Às vezes, eles se transformavam em formas mais definidas, rostos distorcidos e figuras ameaçadoras que me assombravam durante a noite e até mesmo em momentos de vigília.

O que tornava esses demônios internos ainda mais assustadores era a sensação de isolamento que eles traziam consigo. Eu me encontrava sozinho em uma batalha contra essas forças invisíveis, lutando para encontrar um terreno firme em meio à areia movediça de pensamentos negativos e imagens perturbadoras.

Mas com o tempo, comecei a perceber que não estava verdadeiramente sozinho. Aos poucos, reuni coragem para compartilhar minha experiência com profissionais de saúde mental, amigos e familiares. Eles me ajudaram a enxergar que essas vozes e vultos eram sintomas da minha condição, manifestações tangíveis do que estava acontecendo dentro de mim.

Com o apoio de terapia, medicação e técnicas de autocompaixão, comecei a desafiar esses demônios internos. Aos poucos, as vozes começaram a enfraquecer, suas palavras perdendo o poder sobre mim. Os vultos também se tornaram menos ameaçadores, desvanecendo-se gradualmente conforme eu me dedicava a recuperar minha estabilidade mental.

Ao enfrentar os demônios internos, descobri uma força interior que eu nem sabia que possuía. Cada passo em direção à recuperação foi uma vitória pessoal, um ato de coragem e resistência contra as forças que tentavam me derrubar. Embora as cicatrizes dessas batalhas internas possam permanecer, elas também servem como lembretes de minha resiliência e determinação.

Hoje, olhando para trás nessa parte sombria da minha jornada, vejo como os demônios internos foram transformados em mestres, ensinando-me a importância da autocompaixão, da busca por ajuda e do poder da persistência. Eles não definem quem sou, mas sim como superei esses obstáculos para encontrar a luz do outro lado.

5
A CULPA SILENCIOSA
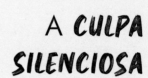

Eu era uma criança sensível e cheia de energia, sempre próximo do meu avô Cândido, que, apesar de parecer rabugento, era gentil e carinhoso. Porém, tudo mudou em uma noite de verão, quando uma briga acalorada nos afastou temporariamente.

Naquele momento de raiva, eu soltei palavras cruéis que magoaram profundamente o meu avô. "Eu queria que você morresse!" Essas palavras ecoaram em minha mente por anos, e a culpa silenciosa me corroeu por dentro.

Dias depois da briga, meu avô sofreu um AVC e entrou em coma por meses. Fiquei ao seu lado, esperando e torcendo por sua recuperação, mas, infelizmente, ele não resistiu. A dor da perda só aumentou o peso da culpa que carregava.

Com o tempo, busquei o perdão e a reconciliação interna. Percebi que todos cometemos erros, especialmente quando estamos dominados pela raiva. Aprendi a me perdoar e a entender que minhas palavras foram impulsivas e não refletiam meus verdadeiros sentimentos em relação a meu avô.

Durante esse processo de cura, também descobri que meu avô Cândido sempre me amou incondicionalmente, e que o vínculo de amor que tínhamos era mais forte do que qualquer briga. As lembranças dos momentos felizes que compartilhamos foram um lembrete do quanto é importante valorizar e cuidar das pessoas que amamos.

Aos poucos, encontrei paz dentro de mim e decidi transformar essa experiência em aprendizado. Prometi a mim mesmo que trataria as pessoas com gentileza e respeito, e que aprenderia a controlar minhas emoções mesmo nos momentos mais difíceis.

Ao me permitir curar e perdoar a mim mesmo, também busquei a reconciliação com minha família. Expressar meu arrependimento e pedir perdão foi um passo importante para a reconstrução dos laços afetivos que foram abalados.

Embora a perda deste avô ainda seja dolorosa, encontrei consolo em saber que cresci e me tornei uma pessoa mais compassiva e consciente do poder das palavras. Hoje, dedico-me a promover a bondade e a compaixão em minhas interações com os outros, pois entendi que nossas ações têm um impacto significativo na vida das pessoas ao nosso redor.

A jornada foi longa e desafiadora, mas transformei a culpa silenciosa em um compromisso de ser uma pessoa melhor a cada dia. Honro a memória do meu avô por meio das minhas ações, vivendo minha vida com propósito e gratidão, e espalhando amor e bondade pelo mundo.

6
A INTERNAÇÃO

Agora vou compartilhar minha jornada no CAPS, quando fiquei internado por alguns dias. Havia algum tempo, eu me encontrava em um lugar muito sombrio, lutando contra uma vontade dolorosa de tentar algo contra a minha própria vida. Meus dias eram tomados pela angústia e pela tristeza que pareciam nunca ter fim.

Preocupada comigo, minha médica decidiu buscar ajuda no CAPS III, um centro de atenção psicossocial. Confesso que, no início, estava cheio de receios e inseguranças sobre a internação, ao chegar lá, fui recebido por uma equipe incrível e acolhedora que me fez sentir um pouco mais à vontade.

Na primeira noite, estava quieto, quando recebi a ligação da minha tia Ed, que me acalmou, conversamos por quase uma hora, e aquela conversa me fez bem, me aliviou de certa forma, e me mostrou que eu não estava sozinho nessa jornada.

Os primeiros dias foram difíceis, abrir meu coração e compartilhar minhas emoções era um desafio, mas a equipe não desistiu de mim. Ela era composta por psicólogos, psiquiatras, assistentes sociais e enfermeiros, todos dedicados a me oferecerem o melhor cuidado possível.

Conforme os dias foram passando, comecei a perceber novamente que não estava sozinho nessa luta. Os profissionais me ouviam com paciência, sem julgamentos, e me ajudavam a enxergar a luz em meio à escuridão. Passei a participar de grupos de apoio com outros jovens que também estavam enfrentando desafios semelhantes, e isso foi essencial para compreender que existia uma rede de apoio ali, pronta para me estender a mão.

A cada terapia e atividade de que eu participava, sentia que as camadas de tristeza estavam se desfazendo aos poucos. A arteterapia foi uma experiência incrível, me permitindo expressar minhas emoções por meio de desenhos e cores. Outra coisa que me acalmava era escrever.

O tempo passou rápido, e aquela clínica que eu via como um lugar de medo se tornou um espaço de esperança e transformação. Cada profissional, do zelador aos médicos, deixou sua marca em mim, e serei eternamente grato por todo o apoio e cuidado que recebi.

Quando chegou o momento de minha alta, senti uma mistura de emoções. Por um lado, estava com medo de enfrentar novamente o mundo lá fora, mas, por outro, sentia uma força interior que eu não conhecia antes. O CAPS III me ensinou a olhar para minha vida de uma forma mais positiva e a valorizar cada passo que eu dava na direção da cura.

A experiência no CAPS III me mostrou que é possível encontrar luz mesmo nos momentos mais obscuros, e estou determinado a seguir em frente, buscando uma vida mais saudável e feliz.

Serei grato para todo o sempre por ter sido "Internado", se assim podemos dizer, no CAPS III.

E você, se está passando por algo difícil, algum momento em que acha que está tudo perdido, não hesite em procurar ajuda, os profissionais do CAPS estarão sempre dispostos a ouvi-lo e ajudá-lo.

7
A HISTÓRIA DE LUTA E SUPERAÇÃO

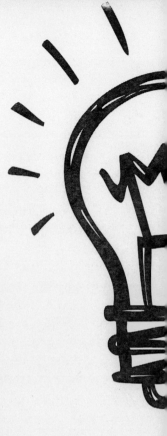

Era uma época difícil, no meio da pandemia, quando minha tia Raquel começou a sentir sintomas de gripe. Mas, conforme os dias passavam, tudo piorava. Na quarta-feira, ela decidiu ir ao hospital, mas o médico não a examinou direito e mandou ela tomar Tylenol e voltar para casa. Nos dias seguintes, ela ficou cada vez mais debilitada, sem conseguir se alimentar, sentindo dores intensas e muito fortes. No domingo, meu tio Rodrigo, ao ver o estado em que minha tia estava, ficou preocupado, e a levou novamente ao hospital, e dessa vez tiveram a sorte de encontrar uma médica atenciosa. Após realizar o teste de Covid, ela foi internada, pois infelizmente tivemos o diagnóstico: positivo.

Lá no hospital, Raquel enfrentou momentos angustiantes, sem janela no quarto da UTI, sentindo dores e desconforto constantes. Os profissionais de saúde cuidaram dela com carinho, mas a situação era assustadora, e a incerteza do que viria a seguir era perturbadora. Finalmente, depois de dias de tratamento, a médica decidiu transferi-la para um quarto, onde ela poderia ver a luz do sol novamente. A alta foi um momento de celebração, e ela foi recebida em casa com uma surpresa emocionante preparada por sua família.

Apesar de ter vencido a batalha contra a Covid, Raquel enfrentou algumas sequelas, como a perda parcial do olfato e do paladar, além de dores e choques pelo corpo. No meio disso tudo, havia a preocupação com a saúde da filha que ela carregava em seu ventre. Em uma ultrassonografia, foi detectado um problema no coraçãozinho da bebê, mas, milagrosamente, na semana seguinte, o problema havia desaparecido.

Apesar das vitórias, a jornada de Raquel estava longe de terminar. Ela enfrentou uma reação alérgica grave após a alta do hospital, o que a deixou ainda mais debilitada. Com a ajuda de médicos enviados por Deus, ela recebeu tratamento e acompanhamento, e aos poucos foi melhorando.

Entretanto, as sequelas persistiram. Ela ainda sentia dores e incômodos diários, lembrando-a constantemente da difícil batalha que enfrentara contra a Covid. Mesmo assim, sua filha nasceu saudável e perfeita, provando mais uma vez que milagres acontecem.

Ao olhar para trás, Raquel reconhece que a jornada foi árdua e repleta de desafios, mas também cheia de milagres e superações. Sua fé em Deus e a força de nossa família a sustentaram nos momentos mais difíceis.

Agora, três anos depois, ela carrega as marcas da batalha, mas também a gratidão por estar viva e por ter uma família amorosa ao seu lado. Sua história de luta e superação serve como inspiração para mim, mostrando que, mesmo nos momentos mais sombrios, a esperança e a fé podem nos guiar para a vitória.

E assim, a história de Raquel continua, com suas vitórias e desafios, mas sempre carregada de fé, esperança e a certeza de que ela é um verdadeiro milagre do Senhor.

8
A JORNADA DE UMA GUERREIRA E UM GUERREIRO

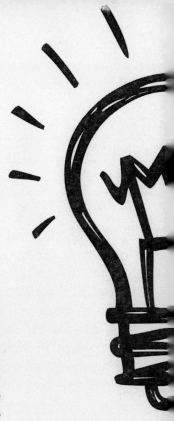

Meu nome é Matheus e gostaria de compartilhar com vocês a incrível história de minha mãe, Miriam. É uma história de coragem, resiliência e bravura. Tudo começou em 2021, quando minha mãe foi diagnosticada com câncer no fim do intestino, isso foi um momento que mudaria completamente nossas vidas.

Me lembro do dia em que minha mãe recebeu o diagnóstico. Eu estava no banheiro, havia chegado da escola havia pouco tempo. Ouvi o celular tocando, porém não dei importância, mal sabia eu que essa ligação iria tirar o meu chão depois de alguns dias. Não demorando muito, saí do banheiro e percebi que minha mãe estava chorando e meu pai abalado com algo. Perguntei o que estava acontecendo, mas ambos disseram que nada. Achei estranho, mas fui fazer minhas lições de casa.

Depois de alguns dias, percebi que algo não estava certo, cheguei da escola e na minha casa estava minha avó, tias, tio e pastores. Disseram apenas que estavam conversando, mandaram eu subir para o quarto e assim fiz. Tentei ouvir sobre o que eles conversavam, mas desisti e fui assistir desenho no quarto. Logo minhas tias subiram até o quarto, disseram que iam me contar algo, mas pra eu ficar calmo. Isso me deixou nervoso, ansioso e com receio.

Em seguida veio a bomba, as palavras que fizeram com que meu mundo desabasse, as palavras que cortaram meu coração. Elas disseram: "Theus, sua mãe está com um cisto, ela vai precisar fazer um tratamento, mas antes irá realizar a cirurgia". Eu sabia que era um tumor, pois ouvi meus pais conversando. Ouvir as palavras "cisto" e "tratamento" foi como um soco no meu estômago. Eu me mantive firme na frente das minhas tias, mas logo que elas desceram eu desabei, caí no choro. O medo e a incerteza me dominaram.

Chegou o dia de minha mãe ir para o hospital, ela estava abalada, sem ânimo. Fiquei em casa com meu irmão de três anos e minha avó paterna. Meu irmão, sem compreender o que estava acontecendo, foi andar de bicicleta na rua de baixo. Abracei minha mãe e me despedi, confesso que me despedi sem esperança de vê-la novamente, não derramei sequer uma lágrima, pois queria transmitir força e esperança para ela. Então ela foi, olho para a rua de baixo e vejo meu irmão feliz, brincando com sua bicicleta. Eu só pensava "como eu e ele vamos viver sem nossa mãe", desci e me sentei no chão, coloquei a cabeça apoiada em meus joelhos e comecei a chorar baixo, meu irmão percebeu e foi me abraçar, logo o abracei forte e chorei desesperadamente apoiado nele, ele me perguntava o porquê de eu estar chorando, eu não respondi, eu gritei, um grito de dor, de angústia, de medo, de tristeza. Minha vó desceu e me viu chorando abraçado com o Enzo, logo nos abraçamos e demos forças uns para os outros.

Chegou a tão temida hora, minha mãe fez a cirurgia, horas se passaram e finalmente tivemos notícias. Deu tudo certo na cirurgia, agora ela iria precisar fazer o tratamento, as sessões de quimioterapia. Começaram as sessões, ela estava esperançosa, todos estávamos. Foi para a primeira sessão, tomou a medicação, horas depois vieram os efeitos, enjoo, náuseas e vômitos, pele sensível e feridas na boca. As feridas foram um baita problema, depois de algumas sessões, minha mãe não conseguia comer nada, tanto por conta dos enjoos, quanto por conta das lesões na boca. Lembro que numa noite fria, num clima de terror do início de uma pandemia global, meus tios foram em casa levar para ela uma pomada, para passar na boca e tentar diminuir os ferimentos. Ela precisou ser internada por dias para tratar desses machucados. Nesses dias fiquei na casa de minha tia Raquel, pois meu pai contraiu Covid-19. Minha mãe voltou para casa, eu e meu irmão também voltamos, minha mãe estava fraca, visivelmente abalada e cansada. A feição dela era de desânimo, angústia, incerteza. Após isso passar, continuou com as sessões de quimioterapia, foram dias horríveis, que pareciam não ter fim. Meses se passaram, o tratamento estava fazendo efeito, logo vieram os resultados e o diagnóstico: "Miriam você venceu o câncer!"

Essa foi a melhor notícia para nossa família, pois estávamos em momentos turbulentos. No dia da última quimioterapia, preparamos uma surpresa para ela, somente algumas pessoas, pois, na época, estávamos no auge da pandemia. Ela chegou e colocamos um hino, "Conquistando o Impossível", tinha bexigas penduradas com fotos nossas com ela de diversos momentos. Fizemos um almoço especial, porém ela não conseguiu comer, mesmo assim comemoramos, pois foi mais uma batalha vencida em nossas vidas.

Agora começo a história do meu guerreiro, Rogério, meu pai.

Quando minha mãe estava melhorando, prestes a voltar para casa, meu pai contraiu a Covid-19, doença que assolou a população mundial em 2020. Meu pai sentia uma leve falta de ar, mas achou que não seria nada grave.

Logo a falta de ar foi piorando, ficando mais intensa, e ele resolveu ir ao hospital fazer o teste. Passados alguns dias, saiu o resultado. Era esperado, mas nos abalou fortemente, pois já estávamos em um momento difícil por conta de minha mãe e da pandemia. Quando fez o raio-X, os médicos viram que boa parte do pulmão direito dele já estava comprometida, então o internaram, quando recebi a notícia, perdi meu chão novamente, o medo se duplicou, eu corria o risco de perder meu pai e perder minha mãe. Recebemos diversas orações, energias positivas, apoio de várias pessoas, que sempre estiveram conosco.

Logo a situação de meu pai foi piorando, o pulmão dele ficou mais comprometido, já estava em 89%, o que é muito, ele podia ser entubado a qualquer hora, ou até mesmo falecer. Passaram-se os dias, meu pai não apresentava melhora alguma. Cogitaram entubá-lo, porém não o fizeram.

No hospital, meu pai estava assistindo um "culto virtual" e, nesse culto, o pregador liberou uma palavra de cura, meu pai tomou posse dela, dias depois começou a melhorar. Logo veio a notícia que nos animou, ele ligou e disse: "Estou de alta, Deus é fiel".

Essa foi mais uma batalha vencida em nossas vidas.

9
DE VOLTA AO *ABISMO*

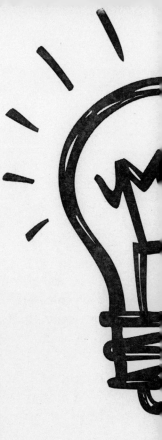

Por trás desse sorriso que já foi tão sincero, escondia-se uma tormenta de dor e desespero. A vida parecia ter perdido todo o sentido para mim, e eu me encontrava preso em um abismo obscuro, me afogando em uma tempestade de emoções que não conseguia controlar. Não havia mais escape, apenas o desejo ardente de acabar com a dor que me sufocava.

Naquele dia 17 de novembro, encontrei-me novamente à beira do abismo da vida. Encarando a escuridão, tomei uma decisão drástica e perigosa. Engoli 148 comprimidos de diversos remédios, esperando encontrar paz em meio ao caos que me cercava. A voz da razão sussurrava em minha mente, pedindo para reconsiderar, mas a dor me cegava.

Após ingerir os medicamentos, a escuridão me consumiu com voracidade, e a cada batida do coração, eu sentia a vida escorrendo entre meus dedos. Nos últimos suspiros de lucidez, decidi dar um sinal ao meu pai. Avisando-lhe que iria dormir, esperava que ele pudesse entender o verdadeiro significado por trás das minhas palavras.

A preocupação dele não demorou a se manifestar. Ele desceu até em casa, viu tudo quieto, mas sentou-se no sofá, perdido em pensamentos, tentando desvendar o meu comportamento. Enquanto ele se debatia em dúvidas, nossa cachorra, a Lili, latiu desesperadamente no quintal dos fundos, como se implorasse para que meu pai a seguisse.

Ao abrir a porta dos fundos, o cenário aterrorizante que se viu diante dos olhos do meu pai quase o paralisou. Diversas cartelas e frascos de remédios espalhados pelo chão eram uma prova do que eu havia feito. O choque e o desespero tomaram conta dele, mas a coragem de enfrentar a situação prevaleceu.

Sem hesitar, meu pai correu até meu quarto e me encontrou em um estado sonolento, vítima da overdose. Sem perder tempo, ele conseguiu um carro e me levou ao hospital mais próximo. A jornada era uma corrida contra o tempo, mas, infelizmente, a tragédia estava longe de acabar.

Minha condição piorou no caminho, e eu comecei a convulsionar, como se minha alma lutasse para se manter presa ao corpo que queria abandonar. Ao chegarmos ao hospital, uma equipe médica angustiada agiu com rapidez, tentando desesperadamente salvar a minha vida.

Durante o processo de entubação, o destino cruel nos pregou uma peça. Eu broncoaspirei, levando-me a um estado crítico, onde a morte espreitava a cada instante. A pressão arterial despencou para 4x2, e meus batimentos cardíacos desaceleraram a um ritmo assustadoramente baixo, aterrissando nos 38 a 37 por minutos.

Contando pelo ver da minha tia*

Ela se lembra perfeitamente e com detalhes.

Disse que lembra quando meu pai ligou dizendo que eu havia tomado os remédios, e ele iria fechar o mercado, na época o movimento estava fraco, então minha tia acordou minha prima, a Gaby, e mandou ela para o mercado. Na mesma ligação minha tia lembra do meu pai dirigindo desesperadamente, e me viu, pálido, praticamente sem vida.

Depois, meu pai ligou novamente para minha tia, e deu a notícia de que eu fiquei em coma, e estava desenganado pelos médicos. Então ela foi para o hospital.

Chegando lá, ela deu as informações e disse que era minha tia, e liberaram ela entrar, ela desnorteada pediu ajuda ao segurança, para chegar até a sala onde eu estava.

Logo ela foi para a sala, pegou um corredor, então na hora em que chegou à sala, me viu saindo, na maca, desacordado, com os lábios roxos, amarelo, parecia estar morto.

Ela tirou forças de onde não tinha, mas não chorou, se manteve firme para passar força e esperança aos meus pais.

Depois de me ver, ela deu um abraço em minha mãe e meu pai.

Depois eu subi para o leito da UTI, com aparelhos para respirar, diversos fios ligados a mim, então os médicos começaram a injetar diversos remédios em mim, creio eu que para reagir.

Então começou a luta, cada dia que passava era uma vitória, pois eu estava condenado à morte. Médicos diziam aos meus pais que era bom eles se prepararem, pois a qualquer momento eu poderia vir a óbito.

A luta pela vida me colocou em um coma que durou angustiantes oito dias. Enquanto eu batalhava entre a vida e a morte, o mundo exterior se uniu em orações e empatia. Membros da minha antiga igreja oraram fervorosamente na porta do hospital, e pessoas de outros estados e até de outros países se mobilizaram em correntes de orações pela minha recuperação.

E então, após uma eternidade de espera, no dia 25 de novembro, por volta de 0h40, algo extraordinário aconteceu. Como um guerreiro ressurgindo da escuridão, eu acordei do coma. Os olhos que se abriram para a realidade carregavam marcas profundas da luta interna que havia enfrentado.

Ainda frágil, eu sabia que a batalha estava longe de terminar. A depressão e a ansiedade continuavam a me assombrar, mas eu me recusava a ser dominado por elas. A vida havia me dado uma segunda chance, e eu estava determinado a agarrá-la com todas as forças.

As cicatrizes que marcavam minha alma seriam lembretes das trevas que enfrentei, mas agora eu também carregava a luz da esperança. A corrente de amor e solidariedade que me cercava era uma prova de que eu não estava sozinho. A superação seria uma jornada árdua, mas eu estava pronto para enfrentá-la.

Eu não sabia o que o futuro reservava, mas a certeza de que a vida valia a pena me empurrava para a frente. Eu abracei a ideia de que, ao compartilhar minha história, eu poderia ajudar outros que atravessavam seus próprios abismos. Juntos, poderíamos encontrar a luz que brilha mesmo nas sombras mais densas e, assim, ir além das sombras.

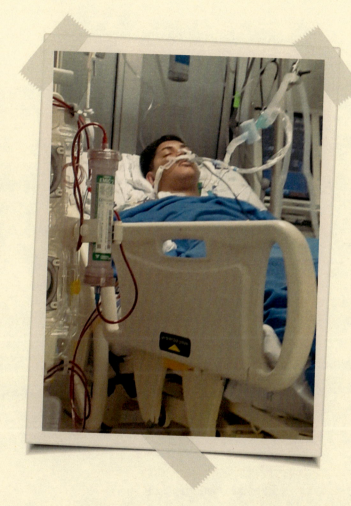

Esse sou eu, praticamente morto.

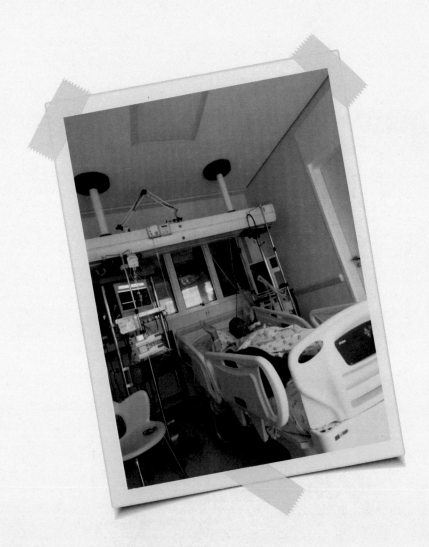

Esse sou eu, após 8 dias, agradecendo a vida.

10

A JORNADA DE
AUTOACEITAÇÃO

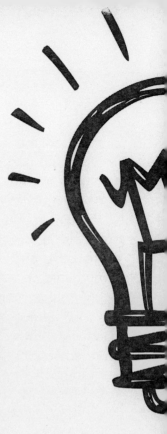

Olhando para trás, é difícil acreditar em como a minha vida tomou esse rumo. Quando eu era jovem, enfrentava uma batalha constante contra a depressão e ansiedade. Sentia-me sufocado pelas minhas próprias emoções e, sem saber como lidar com elas, encontrei refúgio no álcool e no vape.

No início, parecia apenas uma forma de escapar dos sentimentos negativos. Aquela garrafa e aquele vapor pareciam capazes de afastar temporariamente a escuridão que habitava minha mente. Beber e fumar tornaram-se minha maneira de enfrentar os desafios do dia a dia, minha muleta para me sentir "normal".

Por um tempo, funcionou. A euforia momentânea e a falsa sensação de controle proporcionadas pelo álcool e pelo vape me enganavam, fazendo-me acreditar que estava lidando com meus problemas. Mas a verdade era que estava apenas adiando o inevitável.

Com o tempo, a dependência se instalou em minha vida, tornando-se uma âncora que me puxava cada vez mais para baixo. Percebi que estava apenas mascarando meus sentimentos em vez de confrontá-los. A ansiedade e a depressão não desapareceram; elas apenas se escondiam temporariamente, apenas para voltarem com força total quando os efeitos do álcool e do vape se dissipavam.

Foi somente quando tive um momento de clareza, depois de uma noite especialmente difícil, que percebi que precisava enfrentar meus demônios de frente. Chegou o momento de assumir a responsabilidade pela minha saúde mental e buscar uma mudança real.

A jornada para me livrar dessas muletas autodestrutivas tem sido longa e árdua. Não foi fácil renunciar aos meus hábitos e enfrentar a realidade de frente. Houve recaídas e momentos de fraqueza, mas também houve momentos de triunfo.

Encontrei suporte em pessoas que realmente se importavam comigo. Busquei ajuda profissional, compartilhei minha história e aprendi a enfrentar meus sentimentos de uma maneira mais saudável. Descobri que existem outras formas de lidar com a depressão e a ansiedade, como a terapia, exercícios físicos, meditação e expressão criativa.

Hoje, continuo lutando contra a dependência do álcool e do vape. No entanto, agora estou equipado com uma compreensão mais profunda de quem sou e com ferramentas para enfrentar os desafios da vida de maneira mais saudável.

Aprendi que a autoaceitação é fundamental nessa jornada. Aceitar que a recuperação não é uma linha reta, mas sim uma série de altos e baixos. Aceitar que sou humano e que cometer erros faz parte do processo. E, acima de tudo, aceitar que mereço uma vida feliz e saudável, livre das correntes da dependência.

Hoje, estou comprometido em continuar minha jornada de cura e autoaperfeiçoamento. A batalha contra a depressão e ansiedade pode ser desafiadora, mas tenho esperança de que, um dia, eu possa viver livre dessas amarras que me prenderam por tanto tempo. Até lá, continuarei lutando, aprendendo e crescendo, um passo de cada vez.

11
O CAMINHO PARA A CURA

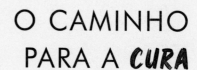

Cada dia parecia uma eternidade, carregado de tristeza e desespero. Era como se as nuvens cinzentas se instalassem permanentemente sobre minha mente, obscurecendo qualquer raio de esperança.

Foi então que, como uma luz brilhante no fim do túnel, conheci a pessoa que se tornaria minha salvadora, minha psicóloga, a Alexandra. Desde o primeiro encontro, senti uma conexão instantânea com ela, como se ela pudesse entender cada pensamento e emoção que eu estava passando. Suas palavras gentis e acolhedoras me transmitiam um sentimento de segurança, como se eu pudesse finalmente me abrir sem medo de ser julgado.

Ao longo das consultas, Alexandra me ajudou a desvendar os nós que havia dentro de mim, a entender os padrões de pensamento que me mantinham preso na escuridão. Sua abordagem empática e seu profundo conhecimento da mente humana me permitiram enfrentar meus medos e inseguranças com coragem.

Com o passar do tempo, percebi que estava me transformando. A cada sessão, eu me sentia mais forte, mais consciente e mais esperançoso. A terapia não era uma cura mágica, mas um processo gradual de autoconhecimento e crescimento pessoal.

Hoje, olhando para trás, sou profundamente grato a Alexandra por tudo que ela fez por mim. Ela me mostrou que é possível encontrar a luz mesmo nas situações mais sombrias. Sua paciência e compreensão inabaláveis me fizeram acreditar em mim mesmo novamente.

Não posso deixar de sorrir ao lembrar como, a princípio, a terapia parecia um caminho incerto e assustador, mas que acabou se revelando uma jornada de autodescoberta e cura. Através das palavras de Alexandra, aprendi a valorizar cada aspecto de quem eu sou, mesmo as partes mais vulneráveis.

Agradeço do fundo do coração a essa pessoa notável que cruzou meu caminho e me ajudou a encontrar a felicidade novamente. As cicatrizes da depressão podem estar comigo, mas agora eu sei que posso superá-las e viver uma vida plena e significativa, graças à orientação compassiva de minha psicóloga, minha amiga, minha salvadora.

12

OBRIGADO, CREN VILA MARIANA

Sentado aqui, pensando em como me superei, comecei a refletir sobre a incrível jornada que trilhei ao lado do CREN Vila Mariana. Quero compartilhar com vocês o quanto isso significou para mim.

Quando entrei pela primeira vez no CREN, eu estava cheio de dúvidas e incertezas. A vida havia me apresentado desafios difíceis de enfrentar sozinho, e foi nesse momento que o CREN se tornou uma luz no fim do túnel. Lembro-me da nutricionista e da psicóloga, cada uma com seu jeito gentil e acolhedor, me mostrando que ali era um espaço seguro, onde eu poderia ser eu mesmo, sem julgamentos.

As sessões de conversa sobre minha alimentação e meu psicológico com a nutri e a psicóloga me ajudaram a explorar as camadas mais profundas dos meus pensamentos e emoções. Foi um processo desafiador, mas essencial para o meu crescimento pessoal. Aprendi a enfrentar meus medos, a lidar com minhas inseguranças, mudar minha alimentação, que me causava essas inseguranças, e a construir uma autoconfiança que eu jamais havia experimentado.

A equipe de nutrição me ensinou a importância de cuidar do meu corpo de dentro para fora. Aprendi a fazer escolhas alimentares saudáveis e a valorizar a conexão entre uma alimentação equilibrada e meu bem-estar emocional. Essa mudança de hábitos trouxe uma energia renovada para minha vida.

As consultas com a pediatra eram incríveis, ela sempre me acolhia e me auxiliava em que eu podia melhorar. De vez em quando pedia uma série de exames, mas era para o meu bem.

Hoje, olhando para trás, vejo o quanto cresci, o quanto evoluí como pessoa graças ao apoio do CREN Vila Mariana. Não tenho palavras suficientes para expressar minha gratidão a cada profissional que cruzou meu caminho, a cada amigo que fiz e a essa instituição que me acolheu com tanto carinho.

O CREN não foi apenas um lugar de tratamento, mas sim um refúgio, uma família que me deu a mão quando eu mais precisei. Aprendi que o apoio pode vir de lugares inesperados e que a jornada de autocuidado é mais significativa quando compartilhada.

Então, do fundo do meu coração, obrigado, CREN Vila Mariana. Vocês foram minha luz nos dias mais escuros, minha força nos momentos de fraqueza e minha inspiração para seguir em frente. Que o legado de amor e cuidado que vocês espalham continue a transformar vidas como a minha.

13
A JORNADA DE *CURA* E *GRATIDÃO* NA ETEC LAURO GOMES

Durante os tempos mais sombrios da minha vida, quando a depressão e a ansiedade me envolveram em um abraço sufocante, um raio de luz surgiu no horizonte: a ETEC Lauro Gomes. Nessa instituição de ensino, encontrei muito mais do que um lugar para aprender; encontrei um espaço de apoio, compreensão e transformação.

Minha jornada de cura foi marcada por desafios intensos, mas a ETEC Lauro Gomes se tornou um dos meus portos seguros, um refúgio onde pude explorar as profundezas da minha mente e redescobrir a alegria de viver. O ambiente acolhedor e os laços de solidariedade que encontrei na ETEC foram cruciais para minha recuperação e crescimento pessoal.

Neste capítulo, quero expressar minha profunda gratidão a todos na ETEC Lauro Gomes que me estenderam a mão em meu momento de necessidade. Agradeço à diretoria, aos professores, aos meus colegas de classe e a toda a equipe que criou um espaço onde eu me senti valorizado e compreendido, onde encontrei não apenas conhecimento acadêmico, mas também apoio emocional.

E às minhas professoras, coordenadora e a orientadora, não tenho palavras suficientes para descrever o impacto que tiveram em minha vida. Giulia, sua paixão pela educação e sua dedicação aos alunos me inspiraram a acreditar em meu potencial. Vivi, sua empatia, encorajamentos e paciência infinita me deram coragem para enfrentar meus medos e dúvidas. Gabi, sua orientação sábia e incentivo constante me ajudaram a seguir em frente e escrever este livro. Rosana, cujo apoio incansável e cuidado atencioso foram como um farol que me guiou através das tempestades. E a Shirlei, um amor de pessoa, a conheci no dia que passei mal na escola, se manteve ao meu lado todo o tempo, me acalmando e tranquilizando.

Cada conversa encorajadora, cada momento de aprendizado e cada gesto gentil que recebi dessas pessoas extraordinárias foram peças fundamentais do quebra-cabeça da minha recuperação. A ETEC Lauro Gomes não apenas me forneceu uma educação de qualidade, mas também me mostrou o poder transformador do apoio humano genuíno.

Enquanto avanço na minha jornada de cura e crescimento, levarei comigo as lições preciosas que aprendi neste lugar especial. A ETEC Lauro Gomes e suas incríveis professoras sempre ocuparão um lugar profundo em meu coração, e espero que suas contribuições compassivas continuem a iluminar o caminho de muitos outros em busca de cura, renovação e aprendizado.

14

A FORÇA DOS
LAÇOS FAMILIARES

Nesta jornada inesperada pelas névoas escuras da depressão e ansiedade, descobri um poder transformador nos laços familiares que sustentaram minha alma durante as tempestades emocionais. Entre os pilares que se destacaram com luminosidade intensa estão Gaby, Larissa, minha mãe, Miriam, meu pai, Rogério, minha tia Kel, meu tio Digo, Luara, tia Mari e tia Ed.

A Gaby e a Larissa, minhas primas mais próximas, tornaram-se minhas rochas, segurando-me quando ameaçava cair em um abismo de desespero. Seus sorrisos calorosos e abraços afetuosos eram como uma armadura contra os ventos cortantes da tristeza. Com paciência e carinho, elas me lembravam do poder curativo das risadas compartilhadas e das aventuras que tínhamos vivido juntos.

Minha mãe, Miriam, e meu pai, Rogério, personificavam a constância e o apoio inabalável. Sua presença amorosa e compreensiva era um farol de esperança, guiando-me para fora das sombras e mostrando-me que eu era amado por quem eu era, independentemente das batalhas internas que travava.

Minha tia Kel e meu tio Digo eram como portos seguros, oferecendo um refúgio acolhedor nos momentos de tormenta emocional. Suas palavras de sabedoria e gestos gentis transmitiam a mensagem de que eu não estava sozinho nessa jornada e que a força da família podia ser um escudo protetor contra os desafios da vida.

Luara, minha prima, trouxe um toque de alegria e leveza para os dias sombrios. Sua energia vibrante e riso contagiante eram como uma injeção de ânimo, mostrando-me que a vida ainda continha momentos de felicidade que podiam iluminar mesmo os cantos mais obscuros da mente.

A tia Ed e tia Mari, com seu espírito gentil e palavras gentis, foram uma voz de razão e consolo nos momentos de autocrítica implacável. Suas histórias de superação e determinação me inspiravam a continuar avançando, lembrando-me de que cada passo em direção à cura era uma vitória merecedora de celebração.

A partir da presença unida e solidária de todos esses membros da minha família, encontrei a coragem de enfrentar meus demônios internos. Eles me ensinaram que a força dos laços familiares não reside apenas nas palavras, mas nas ações amorosas e no apoio incondicional. Cada gesto, cada abraço e cada momento compartilhado reafirmava o poder curativo do amor e da conexão.

Hoje, olhando para trás, nesses momentos desafiadores, reconheço a fortaleza que os laços familiares proporcionaram à minha jornada. Com a minha família e em especial os que mencionei, fui capaz de superar obstáculos que pareciam insuperáveis. Eles são testemunhas da força dos laços familiares, que podem ser um farol de esperança mesmo nas noites mais escuras da alma.

15
AMIGOS QUE SE TORNAM ANJOS

A jornada pela escuridão da depressão e ansiedade foi uma estrada difícil e cheia de obstáculos. Mas, olhando para trás, percebo que não estava sozinho nessa caminhada. Tive a sorte de ser cercado por verdadeiros anjos em minha vida, amigos que se tornaram pilares de apoio e luz durante meus momentos mais sombrios.

Malu, com sua risada contagiante e abraços acolhedores, foi a primeira a me acolher e me ajudar. Ela me ouviu pacientemente quando eu finalmente encontrei coragem para compartilhar meus sentimentos e me incentivou a procurar ajuda. Anna me mostrou que a vulnerabilidade não é fraqueza, e sua coragem ao compartilhar suas próprias lutas me deu forças para enfrentar as minhas.

Mário, com suas palavras gentis e gestos carinhosos, me lembrava constantemente de que eu era amado e valorizado. Carol era como um raio de sol em dias nublados, trazendo alegria e positividade para cada encontro. Mafê, Capu e Duda, com suas brincadeiras e conselhos sábios, me fizeram rir mesmo quando achava que era impossível. Foram meu porto seguro no meu retorno à escola.

Isa e Mi eram minhas companheiras de confiança, sempre prontas para ouvir sem julgamento e oferecer um ombro amigo. Carolzinha e Giih, essas duas foram incríveis comigo, sempre fazendo coisas que me tiravam da minha própria cabeça. Agatha é a mais engraçada e espontânea do grupo, sempre me tirava boas risadas e me animava de uma forma surreal.

E então havia Gustavo, Arthur e Anna, meus amigos mais próximos da igreja. Sua fé inabalável e palavras de encorajamento me lembraram que havia uma força maior ao meu lado, me guiando pelas tempestades. Eles me mostraram que a espiritualidade pode ser uma âncora em meio à turbulência emocional.

Cada um desses amigos se tornou um anjo em minha vida, oferecendo um suporte crucial em momentos de desespero. Eles me mostraram que a amizade verdadeira transcende as barreiras da tristeza e da solidão, e que a conexão humana pode iluminar até os cantos mais escuros da mente.

Juntos, esses amigos foram minha rede de segurança enquanto eu lutava contra meus demônios internos. Eles me mostraram que a cura é possível quando estamos dispostos a abrir nossos corações e permitir que outros entrem. Suas presenças, pequenos gestos e palavras gentis foram como asas invisíveis que me elevaram acima das nuvens da depressão e ansiedade.

Hoje, enquanto olho para o passado, vejo claramente como esses amigos se tornaram anjos em minha vida. Eles foram os fios de esperança que me seguraram durante os momentos mais difíceis. E, embora a estrada tenha sido longa, estou grato por cada um deles ter sido e ainda ser parte da minha jornada de superação e crescimento.

16
A IMPORTÂNCIA DO
TRATAMENTO MÉDICO

Em meio às turbulências da minha batalha contra a depressão e ansiedade, descobri uma verdade inegável: o tratamento médico foi um farol de esperança que me guiou pelas trevas, permitindo-me encontrar um caminho em direção à recuperação e à estabilidade emocional.

A decisão de buscar ajuda médica não foi fácil. Durante muito tempo, acreditava que poderia enfrentar esses demônios internos por conta própria, uma ilusão que só prolongava meu sofrimento. No entanto, quando finalmente dei o passo corajoso de procurar tratamento, minha vida começou a mudar de maneiras que eu jamais poderia ter imaginado.

Minha primeira consulta médica foi com uma psiquiatra experiente, que ouviu atentamente minha história e me guiou por meio de exercícios terapêuticos transformadores. Com suas orientações, comecei a entender os padrões negativos de pensamento que haviam me mantido cativo e aprendi a desafiar esses padrões destrutivos.

Logo depois, encontrei uma pediatra, uma médica que, com sua abordagem compassiva e conhecimento especializado, ajustou minha medicação de maneira cuidadosa e individualizada. As mudanças graduais na minha química cerebral começaram a trazer alívio para a intensidade das minhas emoções e a dar espaço para a clareza mental.

Ao longo do tempo, percebi que o tratamento médico era como uma fundação sólida para a minha jornada de recuperação. Era uma combinação de terapia e medicação que trabalhava em harmonia para aliviar os sintomas debilitantes e me ajudar a reconstruir minha vida de uma maneira mais saudável e significativa.

A consistência nas consultas médicas tornou-se uma âncora constante, um lembrete de que eu não estava mais sozinho nessa jornada. Cada encontro com a pediatra e a psiquiatra era uma oportunidade para compartilhar meu progresso, esclarecer minhas dúvidas e receber orientações valiosas para enfrentar os desafios que surgiam.

Com o tempo, a importância do tratamento médico tornou-se indiscutível. Ele não apenas aliviou meus sintomas, mas também me empoderou a adotar estratégias eficazes de enfrentamento. Aprendi a reconhecer os sinais de alerta da minha saúde mental, a identificar gatilhos e a desenvolver ferramentas para enfrentar crises de forma mais saudável.

Hoje, olhando para trás, nessa parte da minha jornada, compreendo que o tratamento médico foi um pilar fundamental da minha recuperação. Ele me mostrou que pedir ajuda não é um sinal de fraqueza, mas sim de coragem e autoconsciência. Ele me permitiu encontrar um equilíbrio emocional que eu jamais pensaria ser possível.

Se há uma lição que posso compartilhar com outros que enfrentam desafios semelhantes, é a importância de buscar ajuda médica. Não subestime o poder da orientação profissional, da terapia e da medicação. Com esse apoio, você também pode descobrir uma nova perspectiva e a força necessária para superar as adversidades e encontrar um caminho de cura e renovação.

17
AMIGOS MAIS CHEGADOS A **IRMÃOS**

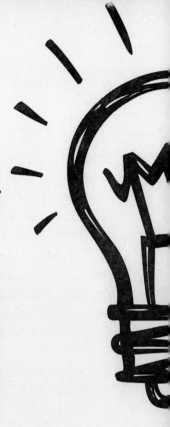

    Por um longo período, enfrentei uma batalha silenciosa contra a depressão e a ansiedade. A escuridão mental parecia me consumir, e as tentativas de suicídio se tornaram sombrias lembranças que preferia esquecer. No entanto, em meio a essa escuridão, havia luz, e essa luz eram meus amigos da Igreja: Anninha, Guh e Thur, como carinhosamente os chamava.

    Anninha, quietinha, mas um amor de pessoa, era como um anjo em minha vida. Anninha me lembrava constantemente de que eu não estava sozinho, e ela estava lá para me apoiar, não importava o quão fundo eu tivesse caído. Era Anninha quem sempre oferecia ajuda e falava com seu jeito meigo "quer conversar", e sua fé inabalável na nossa amizade era um raio de esperança nos meus dias mais sombrios.

    Thur, o amigo fiel e divertido, trouxe equilíbrio à tempestade que eu enfrentava internamente. Ele me divertia, fazia-me rir quando por dentro eu estava gritando por socorro. Lembro quando tive uma crise, em questões de segundos ele estava lá ao meu lado me dando todo suporte.

Guh, ele era o ombro em que chorei e o ouvido atento que escutou meus pensamentos mais sombrios. Sua fé inabalável em Deus e sua confiança na minha capacidade de superar a adversidade eram como âncoras que me impediam de afundar ainda mais. Guh me mostrou que a fé podia ser uma fonte poderosa de força e esperança nos momentos mais sombrios.

Juntos, Anninha, Guh e Thur eram a minha rede de apoio, minha família enviada por Deus. Eles eram amigos mais chegados a irmãos, e a amizade deles me lembrou de que eu era amado, valorizado e importante. Eles foram uns dos que me ajudaram a encontrar meu caminho de volta à luz, e a jornada de cura que empreendi nunca teria sido a mesma sem eles ao meu lado. Para mim, essa amizade era um testemunho do poder da conexão humana e do apoio inabalável de amigos verdadeiros nos momentos mais desafiadores da vida.

18
NÓS POR NÓS

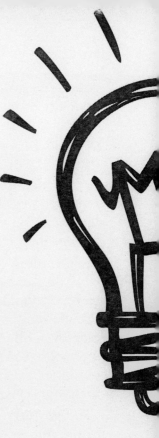

A vida tem um jeito engraçado de nos surpreender. Às vezes, ela nos coloca em situações difíceis, testando nossa força e resiliência. Foi assim que minha jornada começou, uma jornada de autodescoberta e cura, com a ajuda das duas pessoas mais importantes da minha vida: minhas primas, By e Lari.

Nosso vínculo sempre foi único. Crescemos juntos, compartilhamos risadas, segredos e sonhos. Porém, quando a escuridão da depressão e ansiedade começou a se infiltrar na minha vida, me afastei das pessoas ao meu redor. A solidão era meu único refúgio, ou pelo menos era o que eu pensava.

Foi By quem deu o primeiro passo para romper essa barreira invisível que eu construí. Ela percebeu minha tristeza, mesmo quando eu tentava esconder. Sua abordagem gentil, mas direta, me fez sentir que alguém se importava. Ela me ouviu sem julgamento, e foi como se um peso enorme tivesse sido tirado das minhas costas.

Lari, por outro lado, trouxe uma energia contagiante para minha vida. Ela não aceitava minha recusa quando me chamava para ficar com ela e a By. Sempre era uma experiência simples, mas profunda. Ver o sorriso delas e ouvir suas histórias engraçadas me fez perceber que havia algo mais na vida além da minha dor.

À medida que os dias passaram, By e Lari se tornaram meus pilares de apoio. Elas me incentivaram a procurar ajuda profissional e sempre estiveram do meu lado, me lembrando de que não estava sozinho nesta batalha e que, juntos, poderíamos superar qualquer coisa.

Nossas conversas se tornaram terapias informais, onde compartilhamos nossos medos e esperanças. Elas me lembraram das coisas boas da vida, da importância das pequenas alegrias e do poder da conexão humana. Com By e Lari ao meu lado, comecei a adotar uma abordagem mais positiva em relação à minha saúde mental.

Hoje, olhando para trás, percebo que minha jornada não teria sido a mesma sem minhas incríveis primas. Elas foram minha âncora na tempestade, minha luz no fim do túnel. Juntos, nós enfrentamos a depressão e a ansiedade, e saímos mais fortes do outro lado.

"Nós por nós" – é assim que definiria nossa jornada. O apoio inabalável de By e Lari me lembrou que a família é mais do que laços de sangue; é sobre amor, empatia e apoio. Com elas ao meu lado, sei que sou capaz de enfrentar qualquer desafio que a vida me apresente.

19

EU POR VOCÊ, VOCÊ POR MIM

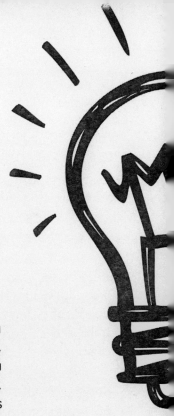

Malu,

se eu pudesse resumir em palavras a importância que você tem na minha vida, não seria apenas um capítulo, mas uma biblioteca inteira de gratidão e carinho. Desde o momento em que nossos caminhos se cruzaram, minha vida ganhou uma nova dimensão de alegria, amor e cumplicidade.

Lembro-me daquele dia, anos atrás, quando você estendeu a mão e disse: "Oi, sou a Malu, prazer em te conhecer". Naquele instante, o mundo se tornou mais brilhante, e a jornada da nossa amizade começou.

Foram tantos momentos compartilhados, tantas risadas e lágrimas, tantas aventuras e desafios que enfrentamos juntos. Você sempre esteve lá, não importa o quê. Nas horas de alegria, você celebrou comigo, e nas horas difíceis, você secou minhas lágrimas e me deu forças para continuar.

Sua compreensão profunda, sua empatia infinita e sua capacidade de ouvir sem julgar são tesouros inestimáveis. Você é o tipo de amiga que todo mundo sonha em ter, mas poucos têm a sorte de encontrar. E eu sou a pessoa mais afortunada do mundo por tê-la ao meu lado.

Cada conselho que você me deu, cada abraço que compartilhamos, cada aventura que vivemos juntos, tudo isso construiu as memórias mais preciosas da minha vida. Você é a razão pela qual eu sorrio nos dias mais cinzentos e a pessoa em quem confio de olhos fechados.

Às vezes, sinto que somos almas gêmeas de amizade, destinadas a caminhar lado a lado nesta jornada chamada vida. E não importa o que o futuro nos reserve, quero que você saiba que estarei sempre aqui, como você esteve para mim, pronta para apoiá-la, rir com você e enfrentar qualquer desafio que a vida nos apresente.

Malu, obrigada por ser minha amiga, minha confidente, minha irmã de coração. Eu te amo mais do que as palavras podem expressar, e esta amizade é um presente que eu valorizo além das medidas. Aqui está o nosso capítulo, escrito com amor, para sempre, eu por você, você por mim.

Com todo o meu carinho e gratidão, dedico este capítulo exclusivamente a você.

20

A JORNADA DO
CARRETA FURACÃO

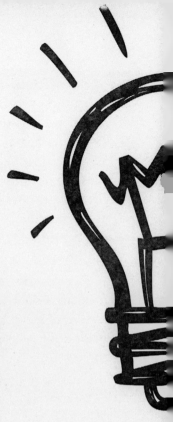

Agora eu vou contar a história incrível do Carreta Furacão. Não é uma história sobre caminhões ou tempestades, mas sim sobre um grupo de amigos que se tornaram essenciais no meu processo de recuperação e luta contra a depressão e ansiedade, além de me ajudarem no retorno para a escola.

Tudo começou no início do meu primeiro ano no ensino médio. Como vocês já sabem, eu estava enfrentando um período difícil da minha vida. A depressão e a ansiedade haviam se apoderado de mim, fazendo com que eu me sentisse completamente sozinho. Eu tinha me afastado dos meus amigos e me trancado em meu próprio mundo sombrio.

Foi quando conheci a Malu, Mário, Agatha, Anna, Step, Gui e Carol. Eles eram um grupo peculiar e, como o nome sugere, pareciam um furacão quando estavam juntos. Cada um deles tinha uma personalidade única, e juntos formavam um grupo tão cativante que era impossível não se envolver.

Malu era a animada do grupo, sempre cheia de energia e pronta para animar todos. Mário era o certinho, sempre cheio de postura e pronto a ajudar os que precisavam. Agatha era a mais espontânea, com seu jeito único, sempre causava boas risadas. Anna era a artista, sempre pronta para nos ensinar algo novo. Step era a mãe do grupo, sempre lá disposta a ouvir todos, Gui era o brincalhão e espontâneo, suas reações e caras e bocas eram as melhores. E Carol era a amiga leal, disposta a ouvir nossos desabafos, mas também sempre lá para zoar com a gente.

Eles não sabiam da minha luta contra a depressão e a ansiedade no começo, mas, mesmo assim, me receberam de braços abertos. Eles me mostraram que a amizade verdadeira não se importa com as cicatrizes invisíveis que carregamos.

À medida que os meses passavam, o Carreta Furacão se tornava mais do que apenas um grupo de amigos para mim. Eles se tornaram minha rede de apoio, minha âncora quando eu me sentia à deriva. Eles me ajudaram a buscar tratamento, a enfrentar meus medos e a redescobrir minha paixão pela vida.

No dia em que retornei para a escola, depois de um longo período de afastamento, o Carreta Furacão estava ao meu lado. Eles me encorajaram, me deram força e me lembraram que eu não estava sozinho. Mesmo quando a ansiedade ameaçava me paralisar, eles estavam lá para me impulsionar adiante.

Juntos, enfrentamos muitos desafios. A jornada não foi fácil, mas a amizade e o apoio mútuo do Carreta Furacão nos ajudaram a superar cada obstáculo. À medida que o ano escolar avançava, nossos laços de amizade se fortaleciam ainda mais.

O Carreta Furacão não só me ajudou a superar a depressão e a ansiedade, mas também me ensinou o verdadeiro significado da amizade e da empatia. Eles mostraram que, juntos, somos mais fortes e que nunca devemos subestimar o poder de uma amizade verdadeira.

Hoje, olho para trás e vejo o quanto cresci graças ao Carreta Furacão. Eles não apenas me devolveram a alegria de viver, mas também me deram o presente mais valioso de todos: a amizade incondicional.

Esta é a história do Carreta Furacão, um grupo de amigos que não só me salvou, mas também enriqueceu minha vida de maneiras que palavras não podem expressar. Eles são a prova de que a amizade é a luz que nos guia nas horas mais sombrias.

21
GRATIDÃO À MINHA TURMA

A vida é uma jornada repleta de altos e baixos, e, às vezes, nos encontramos em lugares sombrios dos quais parece ser impossível escapar. Foi assim que me senti durante um ano inteiro, quando a depressão e a ansiedade me mantiveram afastado da escola e da minha turma de meio ambiente.

Mas o que aconteceu quando finalmente encontrei a força para retornar à escola foi algo que jamais esquecerei. Minha turma, que durante meu afastamento poderia ter seguido em frente, me recebeu de braços abertos.

A primeira vez que entrei na sala de aula após aquele longo período foi um misto de emoções. Eu me sentia frágil, inseguro e com medo de ser julgado. No entanto, em vez de olhares de estranhamento, encontrei sorrisos calorosos e abraços sinceros. Cada um dos meus colegas de classe mostrou uma compreensão e empatia que eu jamais poderia ter imaginado.

Nossos professores também desempenharam um papel fundamental nesse processo. Eles não só me deram apoio acadêmico para recuperar o tempo perdido, mas também foram fontes de encorajamento e compreensão. Suas palavras de incentivo me deram forças para continuar e superar meus desafios pessoais.

Mas o que realmente tocou meu coração foi a maneira como minha turma se uniu para me apoiar. Eles não apenas me incluíram em todas as atividades, mas alguns também ofereceram seu tempo para conversar, ouvir e compartilhar histórias de superação. Foi essa rede de apoio que me ajudou a encontrar meu caminho de volta à vida e à escola.

Agora, quando olho para trás, vejo que a depressão e a ansiedade não me tornaram fraco, mas sim me fortaleceram. E isso foi possível graças à compreensão e ao amor incondicional que recebi da turma do 2.ºF de meio ambiente.

Hoje, quero expressar minha profunda gratidão a todos vocês. Vocês não apenas me deram uma segunda chance, mas também me mostraram o verdadeiro significado da amizade e da empatia. Obrigado por me ajudarem a encontrar a luz quando eu estava perdido na escuridão.

Este capítulo de gratidão é dedicado a vocês, minha turma de meio ambiente. Vamos continuar nossa jornada, enfrentando desafios juntos, sabendo que temos um apoio inabalável uns nos outros.

O INCRÍVEL
VOVÔ GENIVALDO

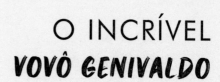

Agora deixa eu te contar sobre o meu avô Genivaldo. Esse cara é uma lenda viva! Sempre foi o mais engraçado da família e tinha um montão de histórias malucas para contar e mil e uma músicas pra cantar. Eu lembro quando eu era mais novo e passava horas ouvindo-o falar sobre suas aventuras e cantar suas músicas, lembro também dele sentado no sofá cantando uma música: "De manhã cedo peguei a viola, botei na sacola e comecei a andar, menina linda que tá na janela, eu vou embora mas eu amo ela". Definitivamente, meu vô é o melhor!

Mas tudo mudou quando um dia o vovô sofreu um AVC e ficou acamado. Foi um baque pra todos nós. O homem que costumava nos fazer gargalhar agora estava numa situação difícil. Ele perdeu o ânimo, não era mais o mesmo, vivia deitado, até porque não conseguia mais andar, sempre pra baixo, eu não reconhecia meu avô no começo de tudo isso.

Lembro o dia em que ele teve o AVC, estava de noite, minha tia chamou minha mãe para ir à casa de minha avó, logo escuto gritos de minha mãe, "Rô, Matheus, corre". Chegando lá, vejo meu avô quase desmaiando e com a boca torta, meu pai foi buscar o carro, e chamamos nossa vizinha, que é médica, ela prestou os primeiros socorros, e logo meu avô foi levado para o hospital e tivemos o diagnóstico: AVC! Depois voltou para casa e seguimos nossa vida

Com o tempo, ele melhorou em relação a estar acamado. E acredita que mesmo naquela situação, o vovô Genivaldo sempre dava um jeito de nos arrancar sorrisos? Ele tinha um jeito único de contar suas histórias mesmo com a fala um pouco enrolada. E eu e sua neta estávamos lá, sentados ao seu lado, escutando com toda atenção.

Aquelas histórias dele eram sensacionais, e eu viajava junto com ele em cada aventura. O vovô era um mestre da imaginação, e eu me sentia sortudo por ser o neto dele e poder aprender com a sabedoria que vinha daqueles relatos.

Mas óbvio que nem tudo eram risadas. A gente também passou por momentos difíceis. Cuidar do vovô acamado exigia muito da gente. Mas minha família e eu nos unimos e demos o nosso melhor para cuidar dele como ele merecia.

Mesmo diante da situação, ele não perdia a chance de fazer uma piadinha, contar uma história ou cantar uma música.

Eu admiro aquele homem mais do que nunca. Ver alguém que sempre foi tão cheio de vida enfrentando um desafio tão grande me ensinou muita coisa. Aprendi sobre resiliência, sobre valorizar cada momento e sobre o poder que as histórias têm de nos conectar uns com os outros.

A cada dia ao lado dele, eu percebia que o vovô Genivaldo não era apenas o contador de histórias mais divertido que eu já conheci. Ele era meu herói, alguém que, mesmo em meio às adversidades, encontrava uma forma de trazer alegria para nossa família.

Então, essa é a história do meu avô Genivaldo. Um cara que enfrentou uma situação difícil, mas nunca deixou de ser o brincalhão que todos amamos.

Também antes de encerrar este capítulo, quero brevemente falar sobre minha avó, esposa do vô Genivaldo, a Edileuza.

O que falar da minha avó? Tem um jeitinho quieto, tímido, mas por trás dos sorrisos existe uma força, uma garra espetacular, mesmo com poucas palavras, seu olhar diz tudo.

Pense numa mulher guerreira, somente ela sabe o que ela passa e passou.

Eu gostaria de ter 1% da força que minha avó tem, mesmo que ela não demonstre.

Agradeço a Deus todos os dias de minha vida, por ter uma mulher forte, corajosa, guerreira e batalhadora, em quem eu me espelho e me inspiro todos os dias de minha vida.

23
A INCRÍVEL
VOVÓ EDILEUZA

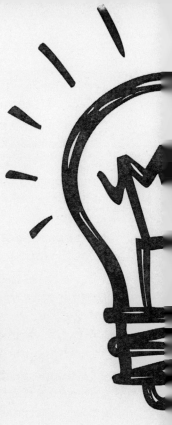

Eu sempre admirei minha avó Edileuza, uma mulher de coragem e determinação. A vida dela tomou um rumo inesperado quando meu avô Genivaldo sofreu um AVC que o deixou acamado e dependente de cuidados constantes. Mas, apesar da difícil situação, Vó Edileuza nunca deixou de sorrir.

Nos primeiros meses após o AVC, a casa dela passou por uma transformação. Cadeiras de rodas se espalharam pelo espaço que antes era tão familiar. Eu a observava admirado enquanto ela se movia com agilidade, cuidando de cada necessidade do meu avô. Era um equilíbrio entre o amor que ela sentia por Genivaldo e a força que parecia inabalável.

As manhãs da Vó começavam cedo, ainda antes do sol nascer. Ela preparava o café da manhã de Genivaldo, o vestia e o transferia da cama para a cadeira de rodas com a nossa ajuda. Com paciência infinita, conversava com ele enquanto o ajudava no banho, a comer... Eu notava como minha avó encontrava maneiras criativas de manter o ânimo de Vô Genivaldo, transformando cada pequeno progresso em uma vitória celebrada.

No entanto, havia momentos de silêncio, quando a força de Edileuza parecia vacilar. Eu a encontrava sentada sozinha à mesa da cozinha, olhando para o nada com os olhos cheios de lágrimas. Nessas horas, eu sabia que ela estava refletindo sobre a jornada árdua que estava trilhando. Eu me aproximava silenciosamente e a consolava com palavras, oferecendo o apoio que sabia que ela precisava, mesmo que não pedisse.

A noite caía e, após um longo dia de cuidados, Edileuza permanecia ao lado de Genivaldo, compartilhando pensamentos que só eles entendiam. Eu assistia a cena, maravilhado com o amor profundo que meus avós compartilhavam.

À medida que os dias se transformavam em semanas e as semanas em meses, eu aprendi uma lição inestimável com a história da minha avó. Eu vi que a força nem sempre era barulhenta; às vezes, estava no silêncio das lágrimas, no sorriso apesar da adversidade e na coragem de continuar, mesmo quando tudo parecia difícil.

No meu coração, a história de Vó Edileuza e Vô Genivaldo se tornou um testemunho de amor, resiliência e determinação. E eu soube que, independentemente dos desafios que a vida trouxesse, a herança da força da minha avó me guiaria sempre.

24
VÓ ROSA E A LUZ NA ESCURIDÃO

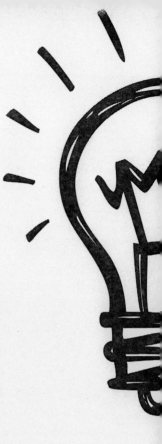

    A escuridão da depressão e ansiedade havia se fechado ao meu redor como uma pesada cortina, obscurecendo o mundo em cores de cinza. Os dias pareciam longos e sem esperança, as noites intermináveis. Foi nesse período desafiador que minha avó, a alegre e sábia Vó Rosa, surgiu como um farol de esperança em minha vida.

    Sua chegada, uma manhã ensolarada de primavera, trouxe consigo um sopro de ar fresco. Com um abraço caloroso, ela sorriu e disse: "Meu querido, sinto que você precisa de um pouco de luz em sua vida, e ninguém é melhor para espantar a escuridão do que sua velha Vó Rosa".

    Fomos para o quintal, onde ela começou a contar uma de suas histórias engraçadas, atraindo um sorriso relutante dos cantos escuros da minha mente. "Lembra-se daquela vez em que você se perdeu no jardim enquanto procurava suas chaves? Estava tão distraído que acabou conversando com uma abóbora pensando que era você!" Ri, e não pude deixar de rir junto, apreciando o calor reconfortante da sua presença.

À medida que os dias passavam, minha avó me envolveu em uma rede de afeição e sabedoria. Ela compartilhou histórias de sua própria juventude, das lutas e obstáculos que havia superado. Sua vida não tinha sido isenta de desafios, e sua capacidade de enfrentá-los com coragem e humor era uma inspiração para mim.

Uma tarde, enquanto estávamos sentados no jardim, ela olhou nos meus olhos com uma seriedade que raramente eu via. "Meu amor", disse ela, "a vida é como um livro, com capítulos bons e ruins. Mas lembre-se, o autor do livro é você. Você tem o poder de escrever o próximo capítulo, de escolher a direção que sua história tomará".

Vó Rosa compartilhou técnicas simples de meditação e exercícios de respiração que a haviam ajudado em momentos difíceis. Ela também me incentivou a procurar ajuda profissional, o que acabou sendo um passo crucial em minha jornada de recuperação.

À medida que os meses passavam, minha avó continuou a ser minha âncora e guia. Ela me lembrou da importância de celebrar as pequenas vitórias e de nunca subestimar o poder de um sorriso ou de uma risada compartilhada.

Vó Rosa, com sua natureza engraçada, animada e profundamente sábia, tinha se tornado uma pedra angular da minha recuperação. Sua presença afetuosa e suas palavras de encorajamento foram como um bálsamo para minha alma ferida.

No processo de superar a depressão e ansiedade, aprendi que a sabedoria não reside apenas nos livros ou nos conselhos de especialistas, mas também nas histórias e experiências das pessoas que amamos. Vó Rosa era uma prova viva de que a luz pode penetrar até mesmo nas noites mais escuras e que o amor e o apoio de nossos entes queridos são fundamentais para superar as tempestades da vida. Ela era, e sempre será, a minha luz na escuridão.

25
A LUZ DE GUSTAVO

Foi um momento na minha vida que eu nunca quis reviver, mas que, de certa forma, sou grato por ter passado. Era uma noite escura e quente, e eu me encontrava perdido em um abismo de desespero, buscando uma saída da dor que me consumia.

Lembro-me de ter chegado a um ponto em que a única alternativa que parecia fazer sentido era desistir. Eu estava tão imerso em minha própria escuridão que não conseguia ver nenhuma saída.

Quando eu já estava com a corda no pescoço e quase desacordado, a porta do quarto se abriu devagar, revelando seu rosto preocupado. Logo, ao me ver naquela situação, entrou em desespero.

Gustavo me abraçou como se estivesse segurando os pedaços quebrados da minha alma, eu senti isso. E tirou a corda do meu pescoço e foi correndo buscar o telefone.

Ele pegou seu telefone e ligou para os paramédicos, explicando a situação. Os paramédicos demoraram, então fui levado ao hospital por meu tio e pais, lá, recebi uma segunda chance de viver. Essa chance veio por meio de Gustavo, meu primo, que foi meu herói.

Hoje, olhando para trás, vejo como aquele momento sombrio mudou minha perspectiva. Eu aprendi que a vida é preciosa, que a dor pode ser superada e que a esperança nunca deve ser abandonada. Graças a Gustavo, eu tenho a oportunidade de escrever este capítulo da minha vida de gratidão e esperança.

Então, Gustavo, se você estiver lendo isso, saiba que você é a luz que me resgatou das trevas. Você é o motivo pelo qual eu ainda estou aqui, aproveitando cada dia como um presente precioso. Eu sou eternamente grato por sua presença na minha vida e por ter me mostrado que a vida é digna de ser vivida. Você é meu herói, meu salvador, e esta é minha homenagem a você.

26

GRATIDÃO AO ADVENTISTA DE CIDADE ADEMAR E ÀS ALMAS COMPASSIVAS

Neste capítulo, quero expressar minha profunda gratidão ao meu antigo colégio Adventista de Cidade Ademar e às pessoas incríveis que foram essenciais durante minha jornada.

O Adventista de Cidade Ademar desempenhou um papel fundamental como um porto seguro em meio ao começo das tempestades emocionais que enfrentei. Este lugar abençoado pela compreensão e empatia proporcionou um ambiente de apoio inestimável, onde encontrei a força para seguir, por mais difícil que estivesse sendo.

Entre as almas compassivas que merecem um agradecimento especial, destaco Gabi, que desempenhou um papel fundamental na orientação e apoio. Gabi era muito mais do que uma orientadora; ela era um farol de esperança em meus dias mais escuros. Sua bondade, compaixão e disposição em me auxiliar eram verdadeiramente notáveis. As conversas com Gabi eram sempre um raio de luz em meio à escuridão.

Além disso, gostaria de expressar minha gratidão as minhas ex-professoras. Elas eram verdadeiros anjos em minha jornada, sempre com ótimas lições sobre a vida. Sua dedicação, orientação e carinho foram fundamentais para minha superação. Eram educadoras excepcionais, mas também amigas amorosas que estenderam uma mão amiga quando mais precisei.

Hoje, vejo como essas pessoas extraordinárias do Adventista de Cidade Ademar desempenharam um papel vital em minha jornada de cura. Suas ações generosas e compaixão deixaram uma marca indelével em minha vida.

Portanto, neste capítulo, desejo expressar minha gratidão eterna ao Adventista de Cidade Ademar, a Gabi, às Professoras, também agradeço ao Diretor, a orientadora e coordenadora, que, também desde o começo, prestaram todo o suporte e apoio necessário. Eles foram verdadeiros anjos que me ajudaram a atravessar tempos difíceis, e sua influência positiva continuará a iluminar minha jornada. Agradeço profundamente por tudo o que fizeram por mim.

Com todo apoio que recebi da Adventista e dos Profissionais que lá trabalham, percebi que eles realmente honram a frase "muito além do ensino".

27
GRATIDÃO AO CJ

Houve um momento na minha vida em que me senti completamente perdido, afastado da igreja e da presença de Deus. Foi quando CJ, um ministério acolhedor e cheio de amor, estendeu a mão e me trouxe de volta ao rebanho.

Deh e André, os líderes visionários deste lugar abençoado, desempenharam papéis cruciais nessa jornada de reconciliação espiritual. Com sua sabedoria e compaixão, eles abriram os braços da igreja e me ajudaram a redescobrir o significado da fé.

À medida que minha jornada espiritual se desenrolava em CJ, não posso deixar de mencionar as almas incríveis que compartilharam este caminho comigo.

Lembro-me de como todos os membros do CJ se tornaram parte integrante desse capítulo da minha vida. Cada um de vocês contribuiu de maneira única para o meu crescimento espiritual e pessoal.

CJ não é apenas um ministério de uma igreja; é uma família espiritual que me acolheu de braços abertos quando eu estava perdido. Por meio de nossa jornada compartilhada, descobri que o amor de Deus se manifesta de maneiras infinitas por meio das pessoas ao nosso redor.

Hoje, olho para trás com profunda gratidão por CJ, que me ajudou a encontrar meu caminho de volta para a luz espiritual e pelas amizades valiosas que construí aqui. Que nossa jornada continue, à medida que crescemos juntos em fé, amor e comunhão, honrando o Deus que nos reuniu neste lugar abençoado.

28
ME REERGUENDO

A vida é uma jornada repleta de altos e baixos, desafios e triunfos. Há momentos em que nos sentimos no topo do mundo, e outros em que somos arrastados para o fundo do poço. Este capítulo é dedicado à arte de se reerguer, à resiliência que todos nós possuímos e ao processo de encontrar força quando nos deparamos com adversidades.

Há momentos na vida em que enfrentamos obstáculos aparentemente insuperáveis. Seja uma perda significativa, um fracasso profissional, problemas de saúde ou o peso da depressão e ansiedade, às vezes nos encontramos no ponto mais baixo de nossa jornada.

O primeiro passo para se reerguer é aceitar a realidade da situação. Negar ou evitar o problema só prolongará o sofrimento. É importante olhar de frente para os desafios e reconhecer que estamos passando por um momento difícil.

Cada crise traz consigo oportunidades de aprendizado e crescimento. Refletir sobre o que deu errado e o que podemos aprender da situação nos ajuda a nos tornarmos mais fortes e mais sábios. Às vezes, nossas maiores lições vêm das experiências mais difíceis.

Nenhum de nós precisa enfrentar os desafios sozinho. Procurar apoio de amigos, familiares, terapeutas ou grupos de apoio pode ser fundamental para se reerguer. Às vezes, apenas compartilhar nossos sentimentos com alguém de confiança pode fazer uma grande diferença.

A jornada de se reerguer é um processo gradual. Não se trata de um salto instantâneo do fundo do poço para o topo da montanha. É um esforço contínuo, composto por pequenos passos na direção certa. Cada passo, não importa o quão pequeno, nos leva mais perto da recuperação.

A resiliência é a capacidade de se adaptar e se recuperar de adversidades. É uma qualidade que todos nós possuímos, embora às vezes possa estar adormecida. Cultivar a resiliência envolve desenvolver a capacidade de lidar com o estresse, a incerteza e a dor de forma construtiva.

Manter a esperança é um combustível poderoso para a jornada de se reerguer. Acreditar que dias melhores virão, mesmo nos momentos mais sombrios, é fundamental para superar obstáculos.

À medida que avançamos na jornada de se reerguer, é importante celebrar cada vitória, não importa quão pequena ela possa parecer. Cada passo em direção à recuperação é motivo para comemorar e nos encher de gratidão.

A vida é uma jornada em constante evolução. Mesmo após nos reerguermos, enfrentaremos novos desafios no futuro. No entanto, a experiência de superar dificuldades anteriores nos equipa com a confiança e a sabedoria necessárias para enfrentar o desconhecido.

Se reerguer não é apenas uma resposta à adversidade, mas também uma celebração da nossa determinação em enfrentar a vida de frente, independentemente dos desafios que possam surgir. É uma manifestação da nossa resiliência inerente e da nossa capacidade de encontrar força interior quando mais precisamos.

29

A BUSCA POR **PROPÓSITO**

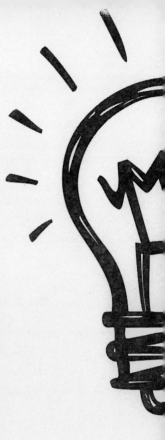

No coração da minha jornada de superação da depressão e ansiedade, descobri que a busca por propósito foi um farol que iluminou meu caminho, guiando-me pelas tempestades emocionais e dando-me um motivo para continuar avançando. Essa busca não apenas me ajudou a encontrar significado nas minhas experiências, mas também me deu a força necessária para enfrentar os desafios de frente.

No auge da escuridão, quando parecia que a depressão havia sugado toda a alegria e vitalidade da minha vida, a busca por propósito se tornou um raio de esperança. Comecei a refletir sobre o que realmente me fazia sentir vivo, sobre as atividades que me traziam um senso de realização e as conexões que eu desejava cultivar. Essa reflexão inicial marcou o início de uma jornada que mudaria minha perspectiva para sempre.

A busca por propósito não foi uma estrada reta e clara. Na verdade, foi um labirinto de autodescoberta, um mergulho profundo nas camadas mais profundas da minha identidade. Explorei meus interesses, paixões e habilidades, buscando pistas que me levariam ao meu propósito intrínseco. Ao longo desse caminho, enfrentei desafios, dúvidas e momentos de incerteza, mas também encontrei pequenos lampejos de inspiração e alegria.

A terapia desempenhou um papel vital na minha busca por propósito. Com a orientação da Dra. Luciana, explorei minhas aspirações e medos, identificando crenças limitantes que haviam me mantido afastado do meu verdadeiro potencial. Ela me incentivou a estabelecer metas claras e alcançáveis, a criar um plano de ação e a enfrentar os obstáculos que surgiam no meu caminho.

Ao longo do tempo, comecei a perceber que meu propósito não estava ligado apenas a realizações externas, mas também à minha jornada interior de crescimento e cura. A partir da minha própria experiência, percebi que poderia ajudar outros que estivessem enfrentando desafios semelhantes. Essa descoberta me levou a explorar oportunidades de voluntariado e apoio em comunidades de saúde mental.

A busca por propósito trouxe uma sensação renovada de direção e clareza para a minha vida. Cada passo em direção ao meu propósito me aproximava de uma sensação de realização e contribuição. À medida que enfrentava os desafios com resiliência e determinação, minha jornada de superação se entrelaçava com a busca pelo propósito, criando um ciclo virtuoso de crescimento e transformação.

Hoje, olhando para trás nessa jornada, vejo a busca por propósito como um fio condutor que uniu todos os aspectos da minha recuperação. Ela me lembra que a vida tem um propósito mais profundo do que os desafios que enfrentamos e nos convida a explorar e abraçar nossa autenticidade. Ao abraçar essa busca, encontrei um novo significado na minha jornada e uma força renovada para continuar avançando, não importa quais obstáculos possam surgir no meu caminho.

30

JORNADA
INESQUECÍVEL

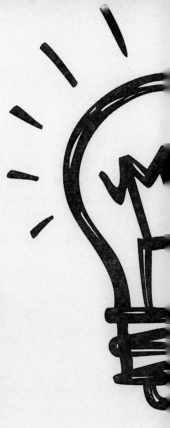

À medida que chegamos ao final desta jornada, quero compartilhar uma última mensagem de esperança e inspiração. A vida é uma jornada repleta de altos e baixos, e muitas vezes nos deparamos com desafios aparentemente intransponíveis. No entanto, é essencial lembrar que cada obstáculo que enfrentamos é uma oportunidade de crescimento e aprendizado.

Você pode estar enfrentando tempos difíceis agora, mas lembre-se de que a escuridão da noite é seguida pelo amanhecer. Mesmo nas noites mais longas e escuras, as estrelas brilham com intensidade. Da mesma forma, em seus momentos mais desafiadores, você tem dentro de si a capacidade de brilhar e superar.

Muitas vezes, nossos sonhos e objetivos podem parecer distantes e inatingíveis. No entanto, são esses sonhos que nos impulsionam a superar obstáculos, a perseverar quando tudo parece perdido. Nunca desista de seus sonhos, por mais impossíveis que possam parecer. Lembre-se de que muitos dos maiores feitos da história foram realizados por aqueles que se recusaram a desistir.

Cada passo que você dá em direção aos seus objetivos é uma vitória, não importa quão pequeno possa parecer. Celebrar cada pequeno progresso o manterá motivado e no caminho certo. Lembre-se de que o sucesso não é medido apenas pelos êxitos obtidos, mas também pela jornada que você percorre.

É importante cercar-se de pessoas que acreditam em você e que o apoiam em sua busca por seus sonhos. Compartilhe suas aspirações com aqueles que o inspiram e que desejam vê-lo prosperar. Juntos, vocês podem superar os desafios e celebrar as vitórias.

Nunca subestime o poder da resiliência. A vida pode ser imprevisível e turbulenta, mas sua capacidade de se adaptar e se recuperar é incrível. Cada adversidade que você enfrenta o torna mais forte, mais sábio e mais capaz de enfrentar o que quer que o futuro reserve.

À medida que você fecha este livro, saiba que sua jornada está longe de terminar. Os próximos capítulos ainda estão em branco, esperando para serem preenchidos com suas realizações e conquistas. Continue correndo atrás de seus sonhos, não importa o quão difícil a estrada possa ser. Acredite em si mesmo, confie em sua jornada e nunca desista.

Obrigado por embarcar nesta jornada comigo. Que seu futuro seja cheio de alegria, sucesso e a realização de todos os seus sonhos. Continue a escrever sua história, pois o mundo está ansioso para ler cada palavra dela. Vá em frente, destemido, e faça cada momento contar.

31
COMPREENDENDO A *DEPRESSÃO* E A *ANSIEDADE*

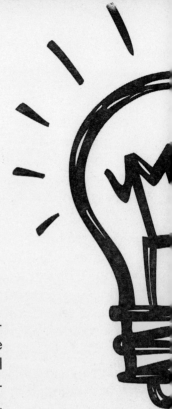

A depressão e a ansiedade são doenças mentais sérias que afetam milhões de pessoas em todo o mundo. É fundamental entender que essas condições não são apenas "frescuras" ou sinal de fraqueza pessoal, mas sim problemas de saúde mental que demandam cuidados adequados.

A depressão é uma condição caracterizada por sentimentos persistentes de tristeza, desespero e falta de interesse nas atividades diárias. Pessoas que sofrem de depressão podem experimentar alterações no sono, apetite e energia, muitas vezes perdendo o interesse em coisas que antes lhes davam prazer.

A ansiedade é outra condição mental comum, que se manifesta como preocupações excessivas, medos irracionais e uma sensação constante de inquietação. Em casos graves, ela pode desencadear ataques de pânico, levando a sintomas físicos como tremores, palpitações cardíacas e sudorese excessiva.

As causas da depressão e da ansiedade são complexas e podem incluir fatores genéticos, desequilíbrios químicos no cérebro, estresse crônico, traumas e outros eventos da vida. Importante lembrar que essas condições não são uma escolha, e ninguém opta por tê-las.

O primeiro passo para enfrentar a depressão e a ansiedade é buscar ajuda profissional. Existem recursos valiosos, como os Centros de Atenção Psicossocial (CAPS) e o Centro de Valorização da Vida (CVV), que oferecem suporte e orientação. Conversar com um médico, psicólogo ou psiquiatra pode ser crucial. A terapia e, em alguns casos, a medicação são ferramentas eficazes na jornada para a recuperação.

É essencial entender que você não está sozinho nessa luta. Muitas pessoas enfrentam desafios semelhantes, e existe uma comunidade de apoio pronta para ajudar. Compartilhe seus sentimentos com amigos e familiares de confiança, e considere participar de grupos de apoio locais ou on-line.

A depressão e a ansiedade são condições de saúde mental graves que merecem atenção e tratamento. Se você ou alguém que você conhece está enfrentando essas condições, incentive a busca por ajuda. A recuperação é possível, e o primeiro passo é o mais importante.

Lembre-se de que buscar ajuda não é sinal de fraqueza, mas sim um ato corajoso que pode levar a uma vida mais saudável e feliz. A esperança está ao seu alcance, e você pode superar esses desafios com o apoio adequado.

32
DESVENDANDO A *ESCURIDÃO*: DEPRESSÃO, ANSIEDADE E SUICÍDIO – DADOS E ESTATÍSTICAS

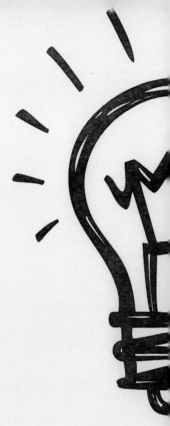

A depressão, a ansiedade e o suicídio são questões de saúde mental que afetam milhões de pessoas em todo o mundo. Essas condições podem ter um impacto devastador na vida das pessoas e em suas famílias. Aqui estão algumas informações e estatísticas relevantes:

Depressão:

- A depressão é uma condição de saúde mental que afeta aproximadamente 264 milhões de pessoas em todo o mundo, de acordo com a Organização Mundial da Saúde (OMS).

- É uma das principais causas de incapacidade em todo o mundo, com uma prevalência maior em mulheres do que em homens.

- Aproximadamente uma em cada cinco pessoas experimentarão depressão em algum momento de suas vidas.

- A falta de tratamento adequado para a depressão pode levar a consequências graves, incluindo um maior risco de suicídio.

Ansiedade:

- A ansiedade é outra condição de saúde mental comum, afetando mais de 284 milhões de pessoas globalmente, de acordo com a OMS.

- Transtornos de ansiedade, como transtorno de ansiedade generalizada (TAG), transtorno do pânico e transtorno de ansiedade social, são subtipos comuns de ansiedade.

- A ansiedade pode prejudicar significativamente a qualidade de vida, interferindo nas atividades diárias e nos relacionamentos.

- O Brasil é líder no mundo em prevalência de transtornos de ansiedade, de acordo com uma pesquisa da Organização Mundial da Saúde (OMS) divulgada em 2017.

- Novos dados divulgados apontam que 26,8% dos brasileiros receberam diagnóstico médico de ansiedade. Um terço (31,6%) da população mais jovem, de 18 a 24 anos, é ansiosa.

Suicídio:

- O suicídio é uma preocupação global de saúde pública. A cada 40 segundos, uma pessoa morre por suicídio em todo o mundo, de acordo com a OMS.

- Aproximadamente 800.000 pessoas tiram a própria vida a cada ano.

- O suicídio é a segunda principal causa de morte entre jovens de 15 a 29 anos.

- Fatores de risco incluem transtornos mentais não tratados, abuso de substâncias, histórico de tentativas de suicídio e isolamento social.

É fundamental reconhecer a importância de buscar ajuda profissional para o tratamento da depressão e da ansiedade. Além disso, a prevenção do suicídio envolve conscientização, apoio emocional e intervenção adequada. Se você ou alguém que você conhece está enfrentando essas questões, não hesite em procurar ajuda de um profissional de saúde mental, amigos, ou linhas diretas de prevenção ao suicídio, como o Centro de Valorização da Vida (CVV). A compreensão e o apoio podem fazer a diferença na vida daqueles que lutam contra essas condições.